MON CAHIER

HUILES ESSENTIELLES

FRANÇOISE COUIC-MARINIER

ILLUSTRATIONS : MADEMOISELLE ÈVE (INTÉRIEUR)
ET ISABELLE MAROGER (COUVERTURE)

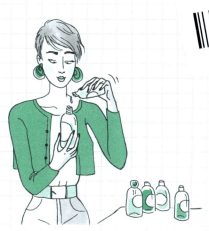

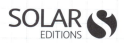

SOMMAIRE

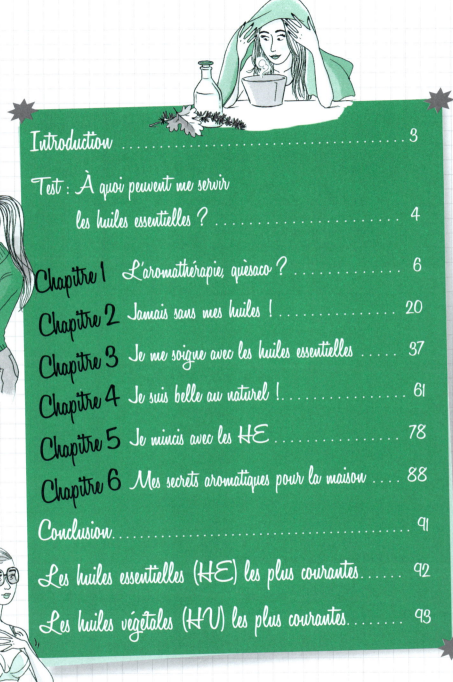

Introduction 3

Test : À quoi peuvent me servir les huiles essentielles ? 4

Chapitre 1 L'aromathérapie, quèsaco ? 6

Chapitre 2 Jamais sans mes huiles ! 20

Chapitre 3 Je me soigne avec les huiles essentielles 37

Chapitre 4 Je suis belle au naturel ! 61

Chapitre 5 Je mincis avec les HE 78

Chapitre 6 Mes secrets aromatiques pour la maison 88

Conclusion 91

Les huiles essentielles (HE) les plus courantes 92

Les huiles végétales (HV) les plus courantes 93

Introduction

Huiles essentielles, aromathérapie, médecine complémentaire à l'allopathie, médecine naturelle... Ces mots vous parlent-ils ? Qu'est-ce que ce cahier d'aromathérapie va donc vous apporter de nouveau ?
L'aromathérapie est une médecine dite « complémentaire » à l'allopathie, dont les vertus thérapeutiques préventives et curatives sont scientifiquement prouvées.
Grâce à ce cahier, vous allez apprendre à utiliser de manière sécuritaire et à bon escient ces concentrés de végétaux détonants et incroyablement efficaces que sont les huiles essentielles ! Je vous guide tout au long de cet ouvrage pour vous aider à devenir une véritable alchimiste des huiles essentielles. Vous allez être la « sorcière bien-aimée » de tous vos proches pour les soigner, les guérir... ou les ensorceler.
À vos potions !

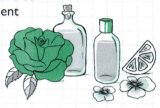

Les abréviations utilisées dans l'ouvrage

HE : huile essentielle
HV : huile végétale
HA : hydrolat aromatique
min : minute
ml : millilitre

QSP : quantité suffisante pour (cela signifie que vous devez compléter le volume jusqu'à atteindre celui indiqué. Par exemple : « HE 5 ml + HV QSP 50 ml » ; versez 5 ml de votre huile essentielle dans un flacon de 50 ml, puis complétez avec 45 ml d'huile végétale, pour atteindre les 50 ml)
TM : teinture mère

Attention, les producteurs d'huiles essentielles vendent des flacons de différentes contenances (2, 5, 10, 15 ml), avec des stilligouttes qui ne délivrent pas le même nombre de gouttes au millilitre : de 20 à 40. Il convient donc de vous renseigner auprès de votre distributeur concernant le nombre exact de gouttes délivrées au millilitre par les stilligouttes.

> ### Avertissement
> **Les formules ci-après ne sont données qu'à titre indicatif. Elles sont destinées aux adultes et adolescents de plus de 15 ans et quelles que soient les voies d'administration (et même en diffusion, en bain, en massage...) SONT CONTRE-INDIQUÉES chez les femmes enceintes et allaitantes et chez les enfants, tout comme chez les personnes asthmatiques et épileptiques (sauf mention contraire).**
> Vous effectuerez avant chaque utilisation un test en appliquant 1 à 2 gouttes d'huile essentielle dans le pli du coude et en attendant 20 minutes une éventuelle réaction allergique.
> Les huiles essentielles ne se substituent en rien à un traitement médicamenteux antérieur sans avis médical ou pharmaceutique documenté et compétent.
> Ce livre et l'ensemble de ses chapitres ne se substituent en aucun cas à un avis pharmaceutique et médical. Ce dernier permet de poser un diagnostic sur une pathologie donnée et d'en apprécier la gravité et/ou l'urgence. L'auteure dégage toute responsabilité quant aux conséquences provenant d'un emploi abusif ou non de l'ensemble des informations contenues dans cet ouvrage.

Test : À quoi peuvent me servir les huiles essentielles ?

Je vous invite à tester vos connaissances et surtout à découvrir quelles huiles essentielles sont les plus adaptées à vos besoins. Quelles sont vos habitudes de soin ? Pour faire simple, quelle « alchimiste aromatique » allez-vous devenir ?

Quelles sont vos habitudes pour vous soigner ?
▲ Dès que j'ai un petit souci, je file chez le médecin…
● Je n'utilise que du naturel (homéopathie, plantes…).
◆ Je ne me soigne presque jamais, j'attends que ça passe tout seul…

On vous offre des huiles essentielles en cadeau, qu'allez-vous en faire ?
▲ Chic, je vais essayer de me soigner avec !
● Peut-être les diffuser pour que ma maison sente bon.
◆ Je vais les offrir à une copine parce que je suis rarement malade…

Selon vous, quel est l'intérêt des huiles essentielles ?
▲ Mineur, ça ne remplacera jamais l'allopathie !
● C'est naturel et utilisé depuis la nuit des temps pour se soigner, c'est donc tout à fait pour moi !
◆ Ça a l'air compliqué… Et, en fait, je ne sais pas comment les utiliser !

De quoi sont composées les huiles essentielles d'après vous ?
▲ C'est de la chimie pure, des molécules reconstituées…
● Ce sont des produits naturels à 100 %.
◆ De parfum. Ça sent bon, et c'est tout…

Savez-vous que certaines huiles essentielles ont de grandes vertus antistress ?
▲ Ah, ça m'intéresse, je vais en demander à mon médecin !
● Enfin, on revient au naturel pour gérer le stress ! J'en veux !
◆ N'importe quoi, ça se saurait quand même, non ?

On parle beaucoup des huiles essentielles ces derniers temps…
▲ Méfions-nous, ces produits-là sont peut-être dangereux.
● Génial ! C'est ce qu'il me faut dans ma pharmacie !
◆ C'est une mode qui passera comme toutes les autres…

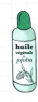

Faites les comptes !

▲	●	◆

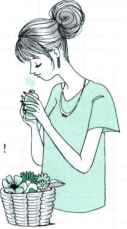

Une majorité de ▲ : *Vous avez un « esprit cartésien »*

Vous avez besoin de connaître les preuves de l'efficacité des huiles essentielles… Et c'est tant mieux, car il en existe plein ! De nombreuses publications dans le monde entier ont en effet démontré l'efficacité thérapeutique étonnante des HE !
L'important est que vous ayez déjà conscience de leurs dangers. Bravo ! Vous saurez donc les utiliser à bon escient pour vous soigner. Grâce à ce cahier, vous allez devenir rapidement experte dans cette médecine complémentaire qu'est l'aromathérapie pour vous aider à vous soigner et chouchouter ceux que vous aimez.

Une majorité de ● : *Vous êtes « une amoureuse de la nature »*

Bravo pour vos connaissances et votre soif de naturel, vous êtes la future ambassadrice des HE auprès de tous vos proches ! Attention, néanmoins, à ne pas être trop enthousiaste, car les HE sont des concentrés d'efficacité qui peuvent à forte dose – ou si elles sont mal utilisées – s'avérer dangereuses. Mais si vous êtes fin prête à vous lancer dans l'aventure aromatique en suivant toutes mes recommandations d'emploi, je vous fais confiance pour bien les utiliser et en profiter au maximum : soin, diffusion d'ambiance, cosmétique, cuisine, maison… tout est permis avec quelques connaissances de base. *Let's go* !

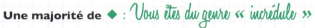

Une majorité de ◆ : *Vous êtes du genre « incrédule »*

Vous n'aimez pas les « modes », les choses nouvelles sur lesquelles nous n'avons que très peu de recul… Rassurez-vous, c'est loin d'être le cas pour les huiles essentielles : elles sont utilisées depuis l'Antiquité et bénéficient de nombreuses publications scientifiques qui spécifient leurs actions… Vous qui n'aimez ni être malade, ni jouer au docteur, vous allez découvrir à quel point leur action thérapeutique est étonnante ! Laissez-vous convaincre, ces petits trésors de la nature vont vous permettre de vous soigner efficacement et en douceur. Et pour commencer, vous pouvez aussi simplement les utiliser en diffusion pour rafraîchir votre intérieur… À vous de jouer !

Chapitre 1
L'aromathérapie, quèsaco ?

Si vous avez ce livre entre les mains, c'est que l'aromathérapie vous intéresse, et vous avez raison ! Les médecines naturelles et les cosmétiques redécouvrent aujourd'hui ces petits trésors odorants, alors que, depuis l'Antiquité, les huiles essentielles étaient déjà connues et utilisées pour leur parfum, mais aussi et surtout pour soigner de nombreuses pathologies courantes.

Je vous emmène sur les chemins passionnants de l'aromathérapie. Je vais vous apprendre à les connaître pour que vous deveniez incollable sur les HE les plus courantes, avec des anecdotes pour épater vos amis, bien vous soigner et vous rendre encore plus belle en toute sécurité.

> Une huile essentielle est la fraction volatile d'un végétal non soluble dans l'eau, qui a la particularité de sentir (bon ou mauvais). Les plantes aromatiques (10 % du règne végétal) les fabriquent, soit pour se protéger (des insectes, des autres espèces végétales), soit pour attirer les insectes pollinisateurs.

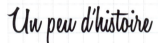 Un peu d'histoire

Les huiles essentielles étaient déjà connues dans l'Égypte antique. Au Moyen Âge, c'est le célèbre médecin Avicenne qui met au point l'alambic pour extraire une huile essentielle pure (la rose). Les Croisés ramènent l'art de la distillation en Occident, et l'aromathérapie y devient la première source de médicaments en officine.

À la fin du XIXe et au début du XXe siècle, de nouvelles recherches mettent en évidence les propriétés antiseptiques des HE. La France compte de grands chercheurs en ce domaine comme Raymond René Gattefossé (1881-1950), pharmacien et chimiste, qui crée plus tard le terme d'*aromathérapie*.

Puis dans les années 1930, l'arrivée massive de médicaments de synthèse, moins chers et parfaitement reproductibles, ralentit considérablement le développement de l'aromathérapie. De nos jours, les HE connaissent un renouveau important. Des avancées majeures interviennent dans le domaine des infections virales et bactériennes et de la psychothérapie. À travers leur puissante activité pharmacologique et clinique, les **huiles essentielles sont ici égales aux médicaments allopathiques**.

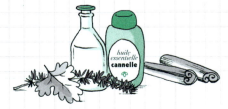

Parlons « aroma » !

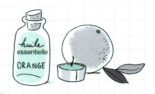

Aromathérapie : « Se soigner par les odeurs », voilà très exactement ce que signifie ce terme… Mais si nous le respectons à la lettre, on ne ferait que respirer les HE pour se soigner. Seulement, l'aromathérapie est bien plus vaste que cela et ses possibilités thérapeutiques très variées. Le terme *aromathérapie* vient du latin *aroma*, qui veut dire « arôme » : cela renvoie à l'odeur agréable de certaines essences naturelles de végétaux, d'essences chimiques ou d'acides volatils.

Le terme a été créé dans les années 1930 par le scientifique français Gattefossé pour désigner l'usage des arômes en thérapeutique. Un jour, il se brûla les mains lors d'une explosion dans son laboratoire. Il eut alors le réflexe de les plonger dans un récipient rempli d'huile essentielle de lavande. Il fut non seulement soulagé immédiatement, mais la plaie guérit avec une rapidité déconcertante. Stupéfait par ce résultat, il décida d'étudier les huiles essentielles et leurs propriétés.

Plante aromatique : Si vous avez des flacons en verre remplis d'herbes dans votre cuisine, vous les connaissez déjà bien. Il s'agit d'un végétal (anis, basilic, ciboulette…) qui contient dans ses feuilles, sa tige ou sa racine des molécules qui « fleurent » bon.

Huile essentielle (ou HE) : Petite bombe d'efficacité 100 % d'origine végétale, concentrée, très concentrée même. Elle n'aime pas l'eau mais n'est pas huileuse pour autant (c'est-à-dire « grasse »)… Eh oui, ce sont les secrets de la chimie ! Sa fabrication est très réglementée pour pouvoir bénéficier de l'appellation « huile essentielle ».

Huile végétale : Vous en avez forcément une bouteille dans votre cuisine (huile d'olive, de tournesol, de noisette, etc.). L'huile végétale provient d'une extraction à partir d'une coque (macadamia, olive, argan, amande douce, abricot…), d'un autre oléagineux (colza, tournesol, bourrache, onagre) ou d'une macération de fleurs dans une première huile végétale (arnica, calendula, millepertuis, monoï, etc.). Elle permet de diluer remarquablement les HE (ce qui est pratique pour un massage, par exemple).

Hydrolat aromatique : Si je vous dis « eau distillée », je suis sûre que cela vous parlera davantage ! En fait, il s'agit simplement de l'eau gardée à la fin de la distillation d'un végétal dont on vient d'extraire l'HE. Attention, en magasin diététique ou en pharmacie, on trouve souvent à l'achat des eaux aromatisées qui n'ont malheureusement ni les vertus, ni les indications des vraies eaux distillées !

Les huiles essentielles, en bref...

Comment s'obtiennent les HE ?

La « distillation à la vapeur d'eau » avec un alambic en acier inoxydable est la méthode la plus commune d'extraction des molécules aromatiques ; c'est aussi la plus adaptée, surtout pour un usage médical. Par cette méthode, les huiles essentielles obtenues sont pures et 100 % naturelles !

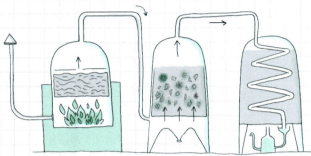

Les HE issues des zestes d'agrumes (toutes celles qui portent le nom d'un agrume) sont la plupart du temps extraites en brisant mécaniquement les « poches à essence » des zestes frais des agrumes pour en recueillir les essences. Vous connaissez bien cette méthode lorsque, en cuisine, on vous demande de prendre un zesteur pour recueillir une partie du zeste du citron jaune, par exemple, afin d'aromatiser un gâteau... Désormais, plus besoin de faire cela, vous mettrez quelques gouttes d'HE de votre agrume préféré (plus simple, économique et plus goûteux).

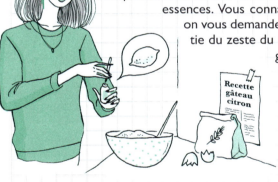

Peut-on les conserver longtemps ?

Si elles sont entreposées correctement, les huiles essentielles distillées de bonne qualité peuvent être conservées au moins **5 ans**, voire plus.
La conservation des HE d'agrumes expressés est d'au moins **3 ans**.

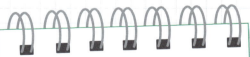

Mon petit mémo d'utilisation des HE

✓ Je conserve mes huiles essentielles dans leur boîte d'origine à l'abri de la lumière et de l'humidité.
✓ Je visse bien le bouchon, car les HE sont très volatiles et risquent de s'évaporer rapidement.
✓ Je ne laisse JAMAIS les huiles essentielles à la portée des enfants.

Les huiles essentielles ne rancissent pas, contrairement aux huiles végétales, mais elles peuvent s'oxyder et donc former des résidus résineux.

Une norme AFNOR réglemente l'obtention des HE en France.

Mais attention ! À part une quinzaine d'HE qui, pour des raisons de dangerosité, ne sont vendues qu'en pharmacie parce qu'elles doivent être utilisées sous contrôle médical, il n'existe aucune restriction de vente. Aucune norme ne réglemente en France les mentions obligatoires sur les étiquettes : **c'est pourquoi, il vous faut être très prudente !**

L'idéal est de consulter un pharmacien ou un aromathérapeute compétent, et de suivre attentivement les indications données dans ce cahier pour choisir l'huile essentielle qui vous convient le mieux !

Et leurs propriétés physico-chimiques ?

Voyons un peu quelles sont vos connaissances en ce domaine…

❶ **Les huiles essentielles ont pour caractéristique de…**
- ❏ Ne pas être solubles dans l'eau.
- ❏ Se diluer parfaitement dans l'eau, chaude ou froide.
- ❏ Être parfois solubles dans l'eau, parfois non.

❷ **À température ambiante, les huiles essentielles sont…**
- ❏ Toujours liquides.
- ❏ Cristallisées.
- ❏ Cela dépend de la température ambiante.

❸ **Les huiles essentielles sont-elles naturellement colorées ?**
- ❏ Oui, toujours jaune pâle.
- ❏ En effet, leurs couleurs naturelles varient du bleu marine au rouge.
- ❏ Non, elles sont transparentes.

Réponses

❶ Les huiles essentielles **ne se dissolvent pas dans l'eau**. Il vous faudra utiliser un excipient pour leur mise en suspension dans un bain (par exemple, un savon moussant) ou dans une tisane (du miel).

Elles ont en revanche une affinité toute particulière avec les graisses de toute nature, ainsi qu'avec l'alcool de titre élevé et la plupart des solvants organiques. C'est pourquoi elles se dissolvent facilement dans une huile végétale (de l'huile d'olive, par exemple).

❷ Elles sont pour la plupart **liquides à température ambiante**, mais peuvent cristalliser lorsqu'il fait froid (rose de Damas, par exemple) ou ressembler à une texture de résine (myrrhe).

❸ Ne soyez pas surprise en découvrant **les couleurs des gouttes des huiles essentielles** au sortir de leur flacon en verre teinté marron : elles varient naturellement du bleu marine au rouge brunâtre, en passant par le vert et le jaune pâle (couleur la plus courante).

Comment choisir une HE de qualité ?

① Le nom en français de l'HE doit être clairement indiqué sur l'étiquette, ainsi que son nom en latin (ex : ravintsara en français, *Cinnamomum camphora* en latin).

② L'étiquette doit comporter la partie du végétal d'où est extrait l'HE (fleurs, feuilles, plante entière, racine, écorce, graine, clou, zeste, etc.), car un végétal peut produire des HE différentes suivant sa localisation.
Par exemple : l'HE **d'écorce** de cannelle de Ceylan sent la bonne odeur de cannelle que vous connaissez en cuisine, alors que l'HE de **feuilles** de cannelle de Ceylan sent le clou de girofle… On a tout de suite moins envie de l'utiliser en cuisine mais plutôt de l'offrir à notre dentiste préféré !

③ L'étiquette doit indiquer également des noms « chimiques » : cela s'appelle le **« chémotype »**. Celui-ci définit les propriétés et la toxicité de l'huile essentielle. Certaines HE comportent les labels « HECT », « HEBBD » ou le terme « chémotypées » sur l'emballage. Cela veut dire qu'elles sont correctement définies, c'est d'ailleurs le cas pour toutes les HE vendues en pharmacie.

④ L'étiquette doit comporter la provenance du végétal contenant l'HE, car une même plante ne fabrique pas les mêmes molécules suivant l'endroit où elle pousse.

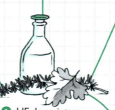

① HE de ravintsara
Nom latin : *Cinnamomum camphora*
② Organe producteur : feuilles
③ Chémotype : 1,8 cinéole
④ Origine : Madagascar
⑤ Qualité : bio ou non, cultivée ou sauvage…
⑥ Contenance : 10 ml
⑦ Date de péremption

⑦ En règle générale, la plupart des **HE distillées se conservent** dans un double flaconnage **5 ans**, et 3 ans pour un **zeste d'agrume**.

⑤ Bio ou pas bio ? Les produits les plus fiables au niveau de la qualité sont issus de la culture ou d'une récolte sauvage biologique (mention « AB » ou, au pire, logo de l'Eurofeuille qui ne concerne que la culture et non la préparation).
Qui plus est, seule une **qualité biologique certifiée** (Ecocert en France, alimentaire ou non) garantit l'absence de pesticides dans les huiles essentielles que vous achetez.
Sachez que les zestes d'agrumes ne sont pas distillés. Aussi tous les pesticides pulvérisés au cours de la croissance de l'agrume sur l'arbre, puis après sa récolte, se retrouvent intacts dans l'huile essentielle !
Dans les HE distillées, on retrouve aussi après distillation des pesticides, contrairement à ce que certains revendeurs veulent vous faire croire… Méfiance !

⑥ L'HE peut, en fonction du prix, être conditionnée dans des flacons de différentes contenances : 2 à 15 ml (voire plus). Soyez vigilante à cet aspect, car une marque peut sembler moins chère qu'une autre, alors qu'au final le flacon est deux fois plus petit (c'est souvent le cas pour l'hélichryse italienne, par exemple).

Les ultimes conseils pour avoir une qualité irréprochable

- Achetez vos huiles essentielles de préférence en pharmacie, la qualité y est contrôlée, vous serez sûr d'acheter une « vraie » huile essentielle. Si vous avez la moindre question, n'hésitez pas à demander à votre pharmacien le bulletin de contrôle du produit où figurent toutes les informations le concernant (origine, composition des molécules, mode de culture, certifiée bio ou non, etc.).
- Contrairement à une idée reçue, acheter les HE en pharmacie ne coûte pas plus cher qu'ailleurs, et si elles le sont, c'est qu'elles sont de qualité supérieure et constante (ce qui n'est pas toujours le cas dans les circuits non pharmaceutiques) avec une date de péremption.
- Il vaut mieux éviter de comparer le prix des huiles essentielles si leur origine et leur qualité (bio ou non) sont différentes, car vous n'avez pas affaire à la même qualité... Tout dépend de l'usage que vous prévoyez (vous soigner ou juste diffuser une bonne odeur dans une pièce).

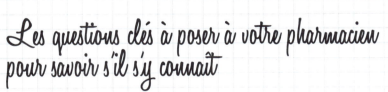

Les questions clés à poser à votre pharmacien pour savoir s'il s'y connaît

Niveau 1 : Sait-il qu'il y a plusieurs espèces pour un même genre botanique ?

- **« Avez-vous de l'HE de lavande ? »**

Votre pharmacien ne vous pose aucune question en retour ? De toute évidence, il ne connaît pas l'aromathérapie. Il existe de nombreuses espèces de lavandes dont la lavande officinale (proche de la vraie, fine), la lavande aspic qui contient du camphre, la lavande papillon très neurotoxique. Sans parler des lavandins dont on dénombre plus de 50 hybridations différentes (super, grosso, abrial pour ne citer que les plus connues). Leurs compositions chimiques sont très différentes ! Votre pharmacien doit impérativement vous demander quelle espèce de lavande vous souhaitez, sinon vous risquez quelques mésaventures... Notez bien que la même question peut se poser avec les eucalyptus, par exemple : il existe en effet plus de 150 espèces au monde d'eucalyptus, dont plus d'une dizaine sont distillées.

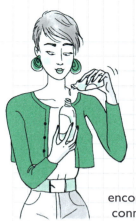

Niveau 2 : Sait-il que différentes parties d'un même végétal peuvent contenir une huile essentielle ?

• **« Avez-vous de l'HE de bigarade ? »**

Si le vendeur vous vend un flacon d'orange douce, il a tout faux ! À moins qu'il ne vous demande si vous voulez une HE d'orange amère en zeste (rare), sous forme de petit-grain bigarade (la feuille) ou encore de néroli bigarade (la fleur)… Alors, c'est qu'il s'y connaît vraiment bien ! Ne le lâchez plus !

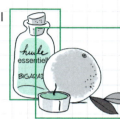

Niveau 3 : Sait-il qu'il y a plusieurs compositions pour une même plante ?

• **« Avez-vous de l'HE de thym vulgaire ? »**

Le vendeur ne vous interroge pas sur vos besoins ? Méfiance… En effet, le thym est une plante qui se distille entièrement, mais, suivant son lieu de croissance et les modifications agronomiques, il existe du thym vulgaire à linalol (un vermifuge et antiseptique doux), du thym vulgaire à thymol (un antibiotique puissant réservé à l'adulte) ou du thym vulgaire à thujanol (un digestif et régénérant du foie), et 5 autres chémotypes, rien que pour le thym vulgaire ! Vous pourriez poser la même question à votre pharmacien concernant le romarin, qui présente 3 compositions chimiques différentes (à 1,8 cinéole, camphré ou à verbénone).

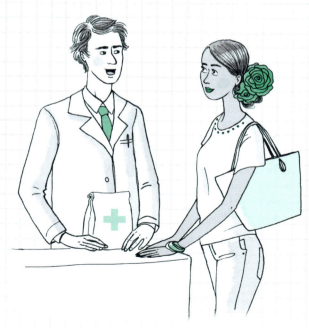

De la chimie... mais juste un peu

Composition chimique	Propriétés des HE
Aldéhydes terpéniques	Anti-inflammatoires, apaisants, désodorisants, anti-acariens, répulsifs des insectes piqueurs : huiles essentielles de verveine citronnée et exotique, lemongrass, eucalyptus citronné.
Cétones	Fluidifiants bronchiques, cicatrisantes, elles font aussi « fondre » les graisses (eh oui !) : huiles essentielles d'hélichryse italienne, menthe poivrée... mais leurs molécules étant convulsivantes, abortives notamment, on les utilisera avec parcimonie.
Coumarines	Anticoagulantes à forte dose, sédatives : huiles essentielles de bergamote, orange douce, pamplemousse...
Esters	Équilibrants, relaxants : huiles essentielles de lavande officinale, camomille romaine, petit-grain bigarade...
Éthers	Antispasmodiques et digestives tout en facilitant le sommeil : huiles essentielles de basilic tropical, estragon...
Monoterpènes	Antiseptiques aériens, antalgiques cutanés, stimulants généraux : huiles essentielles de citron, pamplemousse, pin des montagnes, genévrier.
	Anti-infectieux doux : huiles essentielles de thym à linalol, thym à thujanol, arbre à thé, marjolaine à coquilles, géranium...
Oxydes	Le 1,8 cinéole ou eucalyptol (le plus connu des oxydes) est mucolytique et expectorant. Les HE en contenant sont indiquées en cas de toux : huiles essentielles d'eucalyptus radié, eucalyptus globuleux, myrtes, niaouli, ravintsara, romarin à cinéole...
Phénols	Anti-infectieux puissants dont les propriétés sont comparables aux antibiotiques allopathiques, hépatotoxiques, dermocaustiques : huiles essentielles d'origan compact, thym à thymol, cannelle, girofle, sarriette des montagnes...
Sesquiterpènes	Anti-inflammatoires : comme la molécule de chamazulène (qui donne une couleur bleu nuit aux huiles essentielles qui en contiennent) de la camomille matricaire.

Petit guide de survie pour utiliser sans risque les HE

Les huiles essentielles sont de plus en plus utilisées par tous. Pourtant, la plupart d'entre nous en ont peut-être déjà fait une mauvaise utilisation… Gare aux brûlures et aux irritations dans ce cas-là ! En effet, ces petites gouttes merveilleuses sont extrêmement efficaces, mais potentiellement dangereuses en cas d'utilisation inappropriée. Vous allez apprendre ici comme les utiliser de façon totalement *safe* dans toutes les situations.

Puis-je avaler une HE ?

La réponse est oui. Mais la plupart ne se consomment pas pures sans avis médical ou pharmaceutique afin d'éviter toute brûlure digestive ou sur la langue (surtout avec la présence des phénols). Par ailleurs, leur goût est parfois un peu désagréable… Vous pourriez grimacer ! L'idéal est de prendre les HE diluées dans 1 cuillerée à café d'huile végétale alimentaire, de miel ou de sirop d'agave, ou bien sur un demi-sucre, un comprimé neutre ou une boulette de pain.

On peut aussi déposer 1 goutte d'HE de citron ou d'arbre à thé sur du dentifrice.

À moins que vous n'achetiez des capsules d'HE (en boutique ou pharmacie), correctement dosées et déjà associées à des huiles végétales.

Limitez le nombre de gouttes utilisées par voie orale et respectez bien la posologie exacte toujours précisée pour chaque formule.

Oh oui, un massage sur ma peau !

L'épiderme agit en effet comme un filtre, et l'action des principes actifs des HE en est prolongée. Une huile essentielle s'utilise rarement seule, elle se dilue en général dans une huile végétale de qualité (voir ci-après).

Quelles zones puis-je masser ? Le plexus solaire, les tempes, la nuque, la plante des pieds, les poignets (zone très irriguée où la pénétration est extrêmement rapide) et la paume des mains.

Les principales huiles végétales à utiliser en synergie
Les huiles végétales de base permettent de diluer remarquablement bien les HE tout en facilitant leur diffusion à travers la peau. Avant d'utiliser une huile végétale, prenez soin de vérifier l'absence d'allergies sur votre épiderme.

Pour une simple action de surface (pas de pénétration jusqu'au sang)

Vous utiliserez des huiles à consistance grasse, le massage sera long et votre peau restera grasse. Choisissez l'huile d'onagre, de bourrache, de germes de blé, le macérat (à l'huile d'olive) de millepertuis (attention, ne vous exposez pas au soleil dans les 3 heures suivant l'application de cette huile végétale, car elle est photosensibilisante), le macérat de calendula ou d'arnica, l'huile d'olive, de rose musquée, d'avocat.

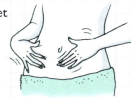

Pour une action au niveau de l'épiderme

Mais aussi pour traiter les pathologies comme le psoriasis, les allergies cutanées, l'eczéma, vous privilégierez **l'huile d'argan, de rose musquée (super-antirides !), de calophylle inophylle, d'amande douce, de bourrache, d'onagre, de jojoba.**

 Pour une action au niveau du derme

Afin de soigner les urticaires, les prurits allergiques ou non, vous choisirez **l'huile de calophylle inophylle, de sésame, de noisette, de noyaux d'abricot ou de macadamia** (considérée comme l'huile végétale la plus « sèche », car elle pénètre en quelques secondes dans la peau sans laisser de film gras).

 Pour une action au niveau de l'hypoderme et des muscles

Afin de soulager des congestions veineuses, de l'arthrose, des tendinites, vous préférerez **l'huile de noisette, de sésame, de noyaux d'abricot ou de calophylle inophylle.**

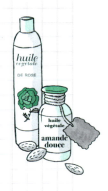

Les suppositoires aux HE… ça existe aussi ?

Eh oui, sous cette forme aussi, elles sont particulièrement efficaces… Mais restez prudente, les HE peuvent être irritantes pour la muqueuse. Respectez bien les posologies conseillées par votre pharmacien et n'hésitez pas à consulter un médecin. L'automédication dans ce domaine n'est pas recommandée !

Vite, une inhalation !

Dans un inhalateur, vous rajouterez 5 gouttes d'un mélange d'HE à de l'eau frémissante (90 °C). Lors de l'inhalation, qui dure de 5 à 10 minutes, vous veillerez à fermer les yeux. Il est possible aussi de mettre quelques gouttes sur un mouchoir, un stick à inhaler ou sur un oreiller.

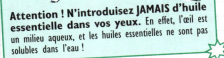

Attention ! N'introduisez JAMAIS d'huile essentielle dans vos yeux. En effet, l'œil est un milieu aqueux, et les huiles essentielles ne sont pas solubles dans l'eau !

En diffusion atmosphérique

Certaines HE sont bien adaptées pour être diffusées dans l'atmosphère, de préférence grâce à un diffuseur.

- Les HE désinfectantes ORL : **sapin** et **pin**, **ravintsara**, **niaouli**, **eucalyptus radié**, **romarin à cinéole**, **marjolaine à coquilles**…
- Les HE assainissantes en diffusion : **bois de rose, géranium, citron et autres agrumes, lemongrass, verveine exotique**.
- Les HE pour la détente : **lavande vraie, orange douce, mandarine, verveine exotique ou citronnée, géranium, ylang-ylang, camomille noble**…

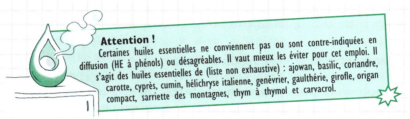

Attention ! Certaines huiles essentielles ne conviennent pas ou sont contre-indiquées en diffusion (HE à phénols) ou désagréables. Il vaut mieux les éviter pour cet emploi. Il s'agit des huiles essentielles de (liste non exhaustive) : ajowan, basilic, coriandre, carotte, cyprès, cumin, hélichryse italienne, genévrier, gaulthérie, girofle, origan compact, sarriette des montagnes, thym à thymol et carvacrol.

Hum, un bon bain aromatique…

Pour profiter des vertus relaxantes des huiles essentielles, vous pourrez les diluer par exemple dans un gel douche, un peu de shampooing, une base neutre achetée en pharmacie ou encore une tasse de lait liquide ou en poudre non écrémé. À vous la détente et les effluves parfumés pour un grand moment de bien-être (voir p. 17, 66) !

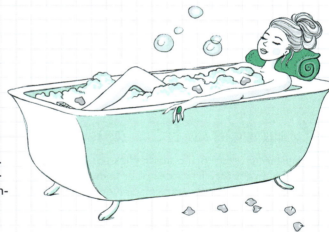

Quelles sont les posologies et la durée des traitements ?

La durée d'un traitement sera différente suivant la pathologie, sa gravité, son ancienneté et l'effet recherché. Si une HE n'a pas les effets escomptés **au bout de 5 jours**, je vous conseille d'arrêter le traitement, car ses effets diminuent avec le temps et peuvent même s'inverser à forte dose. Consultez toujours votre pharmacien ou un thérapeute compétent.

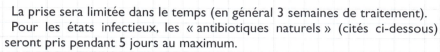

Par voie orale

La prise sera limitée dans le temps (en général 3 semaines de traitement).

Pour les états infectieux, les « antibiotiques naturels » (cités ci-dessous) seront pris pendant 5 jours au maximum.

Je recommande de ne pas utiliser les huiles essentielles fortement antibactériennes (**origan compact, cannelle, girofle, thym vulgaire à thymol** et **à carvacrol, sarriette des montagnes**) seules, car elles sont irritantes pour les muqueuses digestives, mais aussi pour le foie et les reins. Elles seront d'ailleurs toujours associées à de l'HE de **citron** (1 goutte de chaque).

En suppo

Faites préparer des suppositoires par votre pharmacien qui connaît les dosages appropriés. 1 à 3 prises par jour sont conseillées.

Pour un bain aromatique

Prenez-en 2 par semaine (soin profond minceur…) jusqu'à 1 par jour en cas d'état infectieux ou de stress. Vous mettrez dans le bain 15 à 20 gouttes maximum d'huile essentielle associée à un excipient.

En inhalation

Utilisez 5 gouttes d'une HE ou d'un mélange aromatique à raison de 1 à 3 soins par jour, pendant 4 jours, en cas de problème infectieux.

En diffusion « sèche »

Pour éviter les irritations, diffusez 15 minutes par heure en dehors de la présence d'enfants.

Avec un humidificateur d'air compatible avec les HE

Laissez diffuser pendant 30 minutes, voire plus, en évitant que l'eau dans le diffuseur ne se réchauffe.

Par voie cutanée ou capillaire

Pour une action ciblée curative sur le visage ou le corps : comptez 5 %, soit 1 goutte d'huile essentielle pour 20 gouttes d'huile végétale.

Vous pourrez utiliser exceptionnellement et sans risque quelques HE pures en massage, à raison de 2 à 3 gouttes, telles les HE d'agrumes, de bois de rose ou encore de lavande officinale.

Comment éviter le pire et garder le meilleur ?

Les huiles essentielles sont en général contre-indiquées chez la femme enceinte et allaitante et chez le nourrisson, sauf exception. **Si vous ne connaissez pas ces exceptions, mieux vaut vous abstenir** !

- **Vous n'aurez aucun problème si vous respectez bien les doses conseillées** dans ce cahier. Plus que pour tout autre produit naturel, la notion de « dose » revêt une importance capitale pour les huiles essentielles.

- **N'utilisez pas n'importe comment** une HE si vous ne la connaissez pas.

- **Respectez les voies d'administration indiquées.**

- **Abstenez-vous de tout autotraitement pour des affections sérieuses** sans demander conseil à un médecin ou pharmacien formé en aromathérapie.

> **Attention !**
> Des précautions particulières seront prises chez les épileptiques, les asthmatiques, les personnes ayant des antécédents de cancers hormonodépendants, d'hypo- ou hyperthyroïdie, d'ulcères à l'estomac, d'allergie ou encore prenant des anticoagulants. Vous vous adresserez donc à un professionnel de santé avant toute utilisation.

- **Ne laissez pas** les flacons à **portée de toute personne pouvant utiliser vos HE en dehors de votre présence ou sans votre accord !** Respectez les contre indications (p. 3). Si ces personnes ou vous-même avalez une HE par erreur ou si vous vous trompez de dosage, contactez rapidement le centre antipoison le plus proche de votre domicile.

  - En cas d'ingestion d'une HE pure, absorbez plusieurs cuillerées d'une huile végétale laxative et non miscible dans l'eau (huile de ricin, paraffine ou, à défaut, une huile végétale alimentaire).

  - Évitez tout contact d'une HE pure avec les muqueuses (yeux, bouche, nez, tympan, vagin, anus), ainsi que toutes zone irritée ou sensible. Si cela arrive malgré tout, enduisez la zone d'huile végétale la plus grasse possible (voir ci-dessus) et contactez le centre antipoison le plus proche de chez vous.

  - Évitez (sauf exception) les massages à base d'huiles essentielles pures, surtout les HE de **cannelle, girofle, origan compact, sarriette, thym à thymol** ou **à carvacrol**, trop agressives pour la peau.

- Lavez-vous bien les mains après l'usage d'huiles essentielles, notamment en massage.

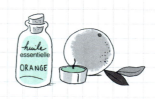

- **Attention aux personnes ayant un terrain allergique**. Procédez à un test simple de tolérance : déposez 2 gouttes d'HE dans le pli du coude, attendez 20 minutes et observez les éventuelles réactions.

- **Attention au soleil** avec certaines huiles essentielles contenant des molécules photosensibilisantes (**bergamote, citron** et autres agrumes…). Elles peuvent provoquer une brûlure cutanée ou un brunissement irréversible de la peau.

- Si vous prenez d'autres traitements, toutes les HE ne sont pas recommandées. Certaines HE sont très douces et utilisables sans risque, d'autres non ! Demandez conseil à votre pharmacien. Dans ce cahier, toutes les contre-indications sont précisées pour chaque pathologie ou huile essentielle citée. Vous n'avez plus qu'à suivre le guide !

- **Enfin, sachez que les huiles essentielles ne s'injectent jamais** par voie intramusculaire ou intraveineuse !

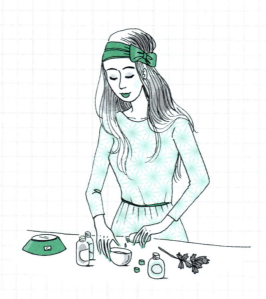

Chapitre 2
Jamais sans mes huiles !

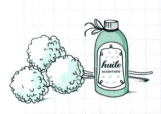

Pour que vous soyez incollable sur les huiles essentielles, petit rappel des choses à ne jamais oublier…

- **Aucune huile essentielle n'est soluble dans l'eau**… Vous ne devez pas les utiliser pures dans un bain, une tisane ou sur la langue… **Et surtout ne jamais en mettre dans les yeux !**
- 1 goutte d'HE correspond, pour simplifier, à 75 bols de tisane ! **Vous devez donc respecter les posologies indiquées.**

Passons aux choses sérieuses. Pour que vous deveniez une « pro » de l'aromathérapie, quelles huiles essentielles vous faut-il dans votre armoire à pharmacie ?

Mes 15 huiles essentielles indispensables au quotidien

J'ai choisi de ne vous parler que des « stars aromatiques », qui peuvent être utilisées pour la plupart des soins courants, et dont les propriétés et l'efficacité ont été prouvées par de nombreuses études dans le monde.

Au-delà des modes qui vantent telle ou telle nouvelle huile essentielle, les 15 principales présentées ici restent des incontournables : elles sont fiables, faciles d'emploi et sans dangerosité, à partir du moment où vous respectez les contre-indications et les doses recommandées ! Vous pourrez les acquérir facilement dans n'importe quelle pharmacie, et elles vous serviront au quotidien.

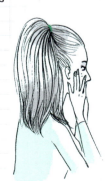
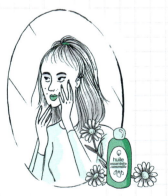

L'arbre à thé (ou tea tree) : mon arme anti-imperfections

Nom latin : *Melaleuca alternifolia*
Organe producteur : feuilles
Origines principales : Australie
Chémotype : alphaterpinéol, terpinène-4-ol.
Un peu d'histoire : originaire d'Australie, cet arbre est utilisé depuis 3 000 ans par les aborigènes. Savez-vous que ce nom bizarre (*tea tree*) vient du capitaine Cook, un aventurier britannique qui découvrit le continent australien ? En manque de thé depuis quelques semaines sur son bateau, il vit cet arbre à son arrivée, trouva que les feuilles ressemblaient à celles du thé et ordonna à ses hommes d'en cueillir afin de se préparer une infusion. Imaginez sa surprise lorsqu'il goûta ce « thé du Nouveau Monde » !
Propriétés : puissant antiseptique et antimycosique, non irritant pour la peau et les muqueuses. Vous pouvez l'utiliser sans risque pour traiter toute affection virale, bactérienne, issue de champignons (mycoses) et de parasites, quel que soit l'endroit atteint.

Principales utilisations

→ **Plaies, bouton d'acné, panaris, furoncle :** 1 goutte pure ou diluée à 50 % dans une HV fluide en massage, à renouveler 3 à 4 fois par jour. Vous pouvez aussi déposer 3 gouttes sur un pansement recouvrant un panaris après l'avoir désinfecté avec de la chlorhexidine alcoolique additionnée de 10 gouttes d'HE d'arbre à thé.

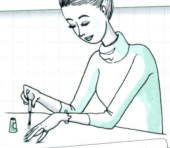

L'astuce beauté pour les ongles
Si l'un de vos ongles est tout jaune à cause d'une vilaine mycose, introduisez dans votre vernis à ongles coloré 5 gouttes d'HE d'arbre à thé… Ainsi votre vernis sera aussi un peu traitant. Finies les mycoses !

→ **Pellicules :** 60 gouttes pour 100 ml de shampooing, à utiliser comme un shampooing traitant.

→ **Aphtes, désinfection buccale :** 1 goutte sur le dentifrice ou dans un bain de bouche 1 à 3 fois par jour.

→ **Mycoses cutanées et linguales** (suivant la localisation) : 1 goutte sur une pierre d'alun déodorante, à la place de l'eau si la mycose est due à la transpiration et se situe dans les plis, ou bien pure sur les ongles atteints, à appliquer entre les doigts de pied tous les soirs, diluée dans une crème antimycosique ou une HV de noyaux d'abricot.

→ **Prévention et traitement curatif des mycoses vaginales et des infections vaginales ou urinaires :** additionnez 30 gouttes de HE à 100 ml de gel pour hygiène intime de pH 5,5 pour un usage quotidien, et de pH 8,5 en cas de mycose vaginale pour un usage ponctuel.

Le citron : mon indispensable

Nom latin : *Citrus limonum*
Organe producteur : zeste expressé ou distillé
Origines principales : Italie
Chémotype : limonène, pinènes
Attention : cette HE étant photosensibilisante, attendez 3 heures avant toute exposition solaire après une utilisation cutanée (et orale dans les pays fortement ensoleillés).
Propriétés : cette HE est issue du zeste du citron, elle est facile à utiliser, agit en prévention des troubles digestifs et des infections en nettoyant l'organisme. Très utile contre la fatigue et les troubles ORL, elle est aussi reconnue depuis peu comme antistress et antidéprime. Excellente dans les soins de la peau et des traitements anticellulite. Le limonène, très présent dans cette HE (comme dans celle de pamplemousse), facilite la pénétration dans la peau des molécules (principes actifs et autres molécules aromatiques).

Principales utilisations

→ **Blancheur des dents, désinfection de la bouche :** 1 à 2 gouttes pures sur le dentifrice.

→ **Taches sur les ongles :** 2 gouttes mélangées à 1 goutte d'huile végétale de ricin ; massez les ongles avec le mélange au moins 1 fois par jour.

→ **Mal des transports :** 1 goutte pure sur un support par voie orale avant le départ, à renouveler durant le trajet si nécessaire.

→ **Nausées avec spasmes :** 1 goutte additionnée de 1 goutte de menthe poivrée sur un support.

→ **Sommeil, stress, moral en berne :** en diffusion dans la chambre avant de s'endormir ou 1 goutte à prendre le soir par voie orale ou sur la brosse à dents.

→ **Mauvaise haleine, insuffisance biliaire, digestion difficile :** 1 goutte dans 1 cuillerée à café d'huile végétale avant les repas, 1 à 2 fois par jour.

→ **Cheveux brillants :** mélangez quelques gouttes dans un soin sans rinçage à la fin du lavage des cheveux et répartissez sur l'ensemble de la chevelure ; évitez toute exposition au soleil dans les 3 heures qui suivent l'application.

➤ **Crème pour un teint lumineux (aux alphahydroxyacides de fruits) :** mélangez quelques gouttes à un soin hydratant (plutôt de nuit pour éviter les problèmes liés à la photosensibilisation), l'action exfoliante des acides de fruits sur les cellules mortes illuminera votre peau ; n'utilisez pas ce soin sur une peau fine et sensible (risque de rougeurs et d'irritations) ; ne vous exposez pas au soleil dans les 3 heures suivant l'application cutanée.

L'eucalyptus citronné : les moustiques n'ont qu'à bien se tenir !

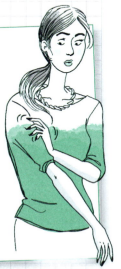

Nom latin : *Corymbia (Eucalyptus) citriodora*
Organe producteur : feuilles
Origines principales : Madagascar, Brésil
Chémotype : citronnellal
Attention : cette HE peut être irritante à forte dose pure sur la peau.
Propriétés : anti-inflammatoire et antidouleur exceptionnels, utilisez cette huile en massage, diluée dans une huile végétale, pour soulager toutes douleurs (articulaires ou musculaires, tendinites, etc.).
C'est aussi un répulsif anti-moustique de référence et autres insectes piqueurs (tiques, taons, aoûtats, mouches, guêpes, frelons, abeilles…) ; soulage instantanément les démangeaisons et autres troubles cutanés ; remarquable anti-inflammatoire pour les sportifs.

Principales utilisations

➤ **Piqûres d'insectes (en préventif) :** 1 à 2 gouttes pures en application sur la nuque (en association avec 2 gouttes de géranium rosat) ou en diffusion.

➤ **Piqûres d'insectes (en curatif) :** 1 à 2 gouttes pures après une piqûre ou 2 gouttes d'HE d'arbre à thé en cas de piqûre de scorpion, araignée, méduse, tique… ou toute piqûre pouvant se surinfecter, afin de calmer la douleur localement et désinfecter la zone.

➤ **Anti-inflammatoire en cas de traumatisme sportif ou de toute douleur musculaire (en curatif) :** 1 à 2 gouttes pures mélangées à une noisette de gel anti-inflammatoire (de type Diclofénac) ou associées à 2 gouttes d'HE de gaulthérie couchée (si vous n'êtes pas hémophile ou sous anticoagulant sanguin) additionnées de 10 gouttes d'HV de calophylle inophylle.

➤ **Anti-inflammatoire pour la gorge :** massez 2 gouttes sur la gorge, à renouveler 3 fois par jour.

➤ **Anti-acarien :** 10 gouttes sur une poignée de gros sel que vous jetterez sur le sol et aspirerez avec l'aspirateur lorsque vous ferez le ménage.

L'eucalyptus radié : « mon air pur »

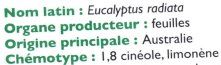

Nom latin : *Eucalyptus radiata*
Organe producteur : feuilles
Origine principale : Australie
Chémotype : 1,8 cinéole, limonène
Propriétés : HE désinfectante des voies respiratoires nasales, pulmonaires et de l'atmosphère. C'est l'HE la plus sûre d'emploi des eucalyptus à visée respiratoire. Cette huile essentielle est tonique, expectorante, et rafraîchissante. Elle fera baisser la fièvre. Vous pouvez l'utiliser sans toxicité pure ou diluée, aux doses préconisées.

Principales utilisations

➜ **Infections ORL bactériennes ou virales, refroidissements, sinusites, rhumes, fièvre, grippe :** en massage seul ou en association avec l'HE de ravintsara sur le sternum, la plante des pieds, autour de l'oreille (si otite), en diffusion dans un diffuseur ou sur un mouchoir.

➜ **Fièvre :** 10 gouttes à diluer dans un bain de pieds pendant 10 minutes, puis 5 gouttes en massage sur la plante des pieds avant de vous réfugier sous la couette…

La gaulthérie couchée ou odorante : à moi le sport sans douleur !

Nom latin : *Gaultheria procumbens* ou *G. fragantissima*
(2 sous-espèces différentes ayant des propriétés proches)
Organe producteur : feuilles
Origines principales : Asie, Canada
Chémotype : salicylate de méthyle (de 70 à 95 %)
Attention : HE contre-indiquée chez les hémophiles, les personnes prenant des médicaments anticoagulants ou allergiques à l'aspirine
Propriétés : antidouleur aux propriétés anti-inflammatoires cutanées très prisées des sportifs et des personnes ayant des douleurs articulaires (décontractant musculaire…).

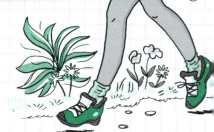

Principales utilisations

→ **Tendinite, tennis-elbow, claquage, courbatures :** diluez quelques gouttes à 30 % maximum dans de l'huile végétale et déposez-les sur les points douloureux ; ou à utiliser exceptionnellement pure sur un point précis en association avec 1 goutte de menthe poivrée pour « anesthésier » momentanément la douleur et terminer la séance de sport sans trop souffrir !

→ **Préparation à l'effort :** diluée à 10 % dans une HV.

Le géranium rosat : ô miroir, je suis la plus belle !

Nom latin : *Pelargonium x asperum* Bourbon ou *P. graveolens* ou *P. odoratissimum*
Organe producteur : feuilles et fleurs
Origines principales : Madagascar, Égypte, île de La Réunion
Chémotype : citronnellol, géraniol
Attention : certains composés naturels qu'elle contient peuvent présenter un risque d'allergie dans le cas où l'huile essentielle est incorporée dans une composition cosmétique à cause de la présence de citronnellol, géraniol, linalol et, dans une moindre mesure, de limonène, citral (néral et géranial).
Propriétés : HE des soins de la peau, adoucissante et régénérante, elle a une action antibactérienne et antimycosique, elle resserre les pores et stoppe les écoulements de sang ; elle aide également à assimiler les aliments sucrés et coupe l'envie d'en consommer.

Principales utilisations

→ **Peau grasse, peau sèche :** 1 à 2 gouttes additionnées à votre crème de nuit tous les soirs vous rendront la peau toute douce.

→ **Gel douche tonique cutané :** ajoutez quelques gouttes dans un gel douche ou un lait pour le corps.

→ **Saignements de nez ou coupure :** 1 à 2 gouttes pures additionnées, si possible, de 1 à 2 gouttes d'HE de ciste ladanifère pures ou adsorbées sur une ouate hémostatique.

➔ **Assimilation des sucres, glycémie un peu élevée (chez une personne non traitée pour le diabète), envies sucrées en fin d'après-midi :** 2 gouttes le matin sur de la mie de pain ou dans une gélule vide (en pharmacie), 5 jours sur 7.

➔ **Répulsif des insectes piqueurs :** ajoutez de l'eucalyptus citronné à parts égales dans un diffuseur ou sur une compresse pour embaumer l'air et faire fuir les insectes piqueurs indésirables.

Le girofle : plus jamais mal aux dents !

Nom latin : *Syzygium aromaticum* L., anciennement *Eugenia caryophyllus*
Organe producteur : clous (feuilles ou griffes à éviter)
Origines principales : Madagascar
Chémotype : eugénol, acétate d'eugényle
Attention : son effet anesthésiant étant puissant, ainsi que ses propriétés anti-biotiques, cette HE pure est caustique pour la peau et les muqueuses (gencives, par exemple) ; elle devra donc être diluée dans une HV. Elle est contre-indiquée aux épileptiques.
Propriétés : stimulant général, le girofle est traditionnellement utilisé pour le traitement des caries et des douleurs dentaires.
Un peu d'histoire : trésor des îles Moluques en Indonésie, on doit le premier plant de giroflier (volé) à l'intendant de l'île Bourbon, Pierre Poivre. Autrefois, les magistrats étaient payés en épices (cannelle, poivre, girofle) – dont la valeur était supérieure à l'or – directement par les justiciables. Payer en épices a donné l'expression commune en français « payer en espèces ». Avant cela, au VIIe siècle, les serviteurs des empereurs chinois recommandaient à leurs visiteurs de mettre des clous de girofle dans leur bouche pour avoir une haleine fraîche !

Principales utilisations

➔ **Aphte très douloureux :** 1 goutte + 1 goutte d'HE d'arbre à thé sur un Coton-Tige imbibé d'HV culinaire (huile d'olive ou autre), à badigeonner jusqu'à 3 fois par jour après les repas, pendant 2 jours.

➔ **Abcès dentaire, « rage de dents » :** 1 goutte sur un Coton-Tige imbibé d'HV culinaire, à badigeonner jusqu'à 3 fois par jour après les repas, pendant 2 jours.

Le laurier noble : pour la confiance en soi !

Nom latin : *Laurus nobilis*
Organe producteur : feuilles
Origines principales : France idéalement, à défaut, Balkans
Chémotype : 1,8 cinéole, acétate de terpényle, eugénol, pinènes
Attention : cette HE peut s'avérer allergisante, aussi faites un test au pli du coude pour observer une réaction éventuelle.
Propriétés : très efficace pour stimuler les facultés mentales et redonner confiance, le laurier noble est aussi un grand assainissant intestinal ; il permet également de lutter contre tout virus, bactérie, champignon, quelle que soit la localisation.

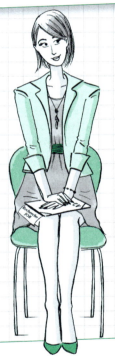

Principales utilisations

→ **Manque de confiance en soi, timidité, trac, entretien d'embauche, oral d'examen :** 1 goutte + 1 goutte d'HE de menthe poivrée sur un support le matin, au maximum pendant 15 jours.

→ **Aphte, gingivite :** 2 gouttes en application locale, 2 fois par jour, seules ou en association avec de l'HE d'arbre à thé ; dans ce dernier cas, 1 goutte de chaque HE en application locale.

→ **Gastro-entérite, « turista » :** 1 goutte + 1 goutte d'HE de lemon-grass + 1 goutte d'HE d'origan compact sur un support, le plus tôt possible ; renouvelez si nécessaire, à raison de 3 fois par jour maximum, pendant 2 à 3 jours.

La lavande aspic : mon arme anti-piqûres !

Nom latin : *Lavandula spica*
Organe producteur : sommités fleuries
Origines principales : France, Espagne
Chémotype : linalol, 1,8 cinéole, camphre
Propriétés : à ajouter d'urgence dans votre trousse pour les vacances, cette HE soulageant toute piqûre d'insectes, morsure, brûlure ou infection cutanée ; elle débouche aussi remarquablement bien le nez en inhalation et est très antiseptique.

Principales utilisations

→ **Brûlures :** quelques gouttes mélangées avec de l'huile végétale de calophylle inophylle (50/50), en application locale, 3 à 4 fois par jour.

→ **Otite :** 1 ou 2 gouttes pures autour de l'oreille seule ou en association (arbre à thé…) en complément ou en attendant la consultation chez le médecin.

→ **Nez bouché :** 10 gouttes associées à 10 gouttes d'HE de lavande aspic sur un stick inhalateur que vous respirerez plusieurs fois dans la journée.

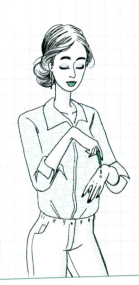

Lavande officinale : mon « must have » !

Nom latin : *Lavandula angustifolia* ou *L. vera*
Organe producteur : sommités fleuries
Origines principales : France (Hautes-Alpes)
Chémotype : linalol, acétate de linalyle
Attention : la lavande fine (très proche de l'officinale) française est actuellement malade (des bactéries, les phytoplasmes, causent le dépérissement de champs entiers).
Vous trouverez plus couramment en pharmacie ou magasins bio des HE de lavande officinale ou lavande fine originaires des Balkans dont la qualité n'a rien à voir avec celles provenant des Alpes françaises, et cela pour environ le même prix !
Même si la lavande officinale (ou fine) française est plus chère, exigez cette qualité, afin d'être assurée d'avoir le meilleur produit qui soit.
Propriétés : si vous ne deviez n'en retenir qu'une c'est elle ! Elle soigne tous les maux du quotidien, sans aucune contre-indication : des cicatrices aux brûlures, de l'anxiété aux troubles du sommeil ; elle possède aussi des vertus antiallergiques et est un excellent décontracturant musculaire.

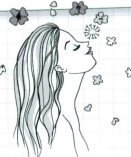

Principales utilisations

→ **Brûlures :** déposez le plus rapidement possible quelques gouttes pures sur la brûlure, à mélanger avec de l'huile végétale de calophylle inophylle (50/50), en application locale 3 à 4 fois par jour.

Stress, insomnies, avec montée de tension : 2 gouttes en massage sur le plexus solaire (dans le sens inverse des aiguilles d'une montre), sur un mouchoir, sur l'oreiller ou en diffusion.

 Otite : 1 ou 2 gouttes pures autour de l'oreille ou en association avec l'HE d'arbre à thé par exemple (1 goutte de chaque dans ce cas) en complément ou en attendant la consultation chez le médecin.

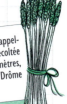

La lavande fine bénéficie d'une AOP (appellation d'origine contrôlée) si elle est récoltée en Haute-Provence à plus de 800 mètres, et pour quelques communes de la Drôme septentrionale à plus de 600 mètres.

Mandarine verte : mon « doudou » aromatique !

Nom latin : *Citrus reticulata*
Organe producteur : zeste du fruit
Origines principales : Italie, Brésil, France
Chémotype : limonène, n-méthylanthranylate de méthyle
Attention : en application cutanée, cette HE est photosensibilisante ; respectez un intervalle de 3 heures avant toute exposition solaire.
Déposées pures sur l'oreiller, les gouttes de couleur vert foncé peuvent tacher votre linge.
Propriétés : très relaxante, antistress, antispasmodique et décontractante, telles sont ses principales vertus ! C'est l'une des HE préférées des personnes anxieuses. Elle revitalise et régénère les peaux irritées. Il suffit de sentir de la mandarine, et automatiquement des souvenirs tendres de l'enfance ou des vacances vous reviendront…

Principales utilisations

 Spasmes, digestion lente et difficile : 1 à 2 gouttes diluées dans un peu de lait pour le corps, à utiliser en massage sur le ventre, plusieurs fois par jour.

 Ambiance zen, détente pour un bon sommeil : 1 goutte sur le poignet avant de dormir ou 2 gouttes sur l'oreiller (attention aux auréoles vertes sur la taie !) ou à pulvériser avec un spray avant le coucher, pour limiter la formation d'auréoles (même si, en général, il n'y en a pas).

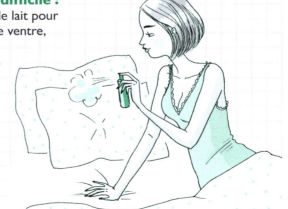

Menthe poivrée : vive les lendemains de fête !

Nom latin : Mentha x piperita
Organe producteur : sommités fleuries
Origines principales : France, Allemagne
Chémotype : menthol, piperitone, menthone
Attention : cette HE est absolument contre-indiquée chez les personnes hypertendues non équilibrées par un traitement et celles ayant une tumeur cérébrale.
Propriétés : cette merveilleuse HE est un tonique général, elle facilite la digestion, soulage les nausées et est remarquable contre les maux de tête ; c'est aussi un anti-démangeaisons très efficace.

Principales utilisations

- **Chocs, coups :** 1 à 2 gouttes pures pour calmer la douleur localement.
- **Migraine :** 1 à 2 gouttes pures avec ou sans citron (localement, attention à l'abord des yeux).
- **Douleur névralgique :** appliquez 1 à 2 gouttes pures avec 1 goutte d'HE de gaulthérie (2 applications par jour, pendant 15 jours maximum).
- **Démangeaisons :** 1 goutte diluée dans un soin apaisant le soir au coucher, en massage cutané.
- **Nausées avec spasmes :** prenez 1 goutte + 1 goutte d'HE de citron sur un support.
- **Mauvaise haleine, insuffisance biliaire, digestion difficile :** mettez 1 goutte + 1 goutte d'HE de citron + 1 goutte d'HE de basilic exotique ou tropical dans 1 cuillerée à café d'huile végétale avant le repas, 1 à 2 fois par jour.
- **Après une soirée arrosée, pour les personnes qui ne digèrent ni l'alcool ni les graisses :** mettez 1 goutte + 1 goutte d'HE de citron + 1 goutte d'HE de thym à thujanol sur un support, à prendre par voie orale avant la soirée, puis juste après ; à renouveler si nécessaire jusqu'à 4 fois par jour, pendant 2 jours.

Bon à savoir : la dose toxique de cette HE est de quelques dizaines de gouttes en 1 prise par voie orale… Respectez absolument les dosages conseillés !

Niaouli : « Vade retro herpès satanas » !

Nom latin : *Melaleuca quinquenervia* ou *viridifolia*
Organe producteur : feuilles
Origines principales : Madagascar, Nouvelle-Calédonie
Chémotype : viridiflorol, 1,8 cinéole
Propriétés : médicament aromatique par excellence ; c'est un antiviral puissant, très utile dans les affections cutanées ; vous pouvez l'utiliser pour traiter herpès, zona, mononucléose infectieuse, mais aussi sinusite, toux…

Principales utilisations

→ **Herpès (préventif et curatif) :** 1 goutte + 1 goutte d'HE de ravintsara sur les vésicules.

→ **Grippe, syndrome grippal (préventif et curatif) :** appliquez quelques gouttes en massage doux sur le sternum, derrière l'oreille ou au niveau des poignets, seul ou en association avec de l'HE d'eucalyptus radié ou de ravintsara, 2 fois par jour en préventif, et jusqu'à 5 fois par jours en curatif.

→ **Sinusite :** 1 à 2 gouttes à masser sur les sinus ou additionnées de 3 gouttes d'HE d'eucalyptus radié en inhalation dans un peu d'eau frémissante, 2 fois par jour, pendant 15 minutes.

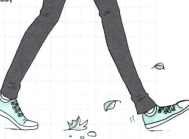

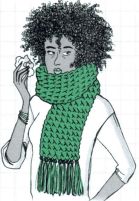

Ravintsara : mon anti-grippe à moi !

Nom latin : *Cinnamomum camphora*
Organe producteur : feuilles
Chémotype : 1,8 cinéole, sabinène, alpha-terpinéol
Propriétés : son nom malgache signifie « la bonne feuille qui sert à tout » ! Les virus de tout type n'ont qu'à bien se tenir ! À utiliser en prévention ou lorsqu'on est malade.

Principales utilisations

➡ **Herpès :** appliquez 1 goutte + 1 goutte d'HE de niaouli sur les vésicules (en préventif ou à l'apparition des symptômes).

➡ **Grippe, syndrome grippal (préventif et curatif) :** quelques gouttes en massage doux sur le sternum, derrière l'oreille ou au niveau des poignets, seul ou en association avec de l'HE d'eucalyptus radié, 2 fois par jour en préventif, et jusqu'à 5 fois par jours en curatif.

➡ **« Coup de barre » de la mi-journée :** 1 à 2 gouttes en massage sur les poignets.

Ylang-ylang : je suis irrésistible !

Nom latin : *Cananga odorata totum*
Organe producteur : fleurs
Origines principales : Comores, Madagascar
Chémotype : germacrène D, benzoate de benzyle
Attention : cette HE peut être utilisée par tous, mais en petite quantité du fait de son odeur très puissante ; procurez-vous de l'ylang-ylang complète (*totum*) pour avoir l'intégralité de la distillation (et évitez donc les HE d'ylang-ylang issues d'une « 3e distillation », de moins bonne qualité).
Aux Philippines, les « alang-alang » sont les fleurs qui « dansent au vent ». En Indonésie, ylang-ylang signifie « la fleur des fleurs ». En effet, il n'existe pas de parfum plus fleuri, sensuel et exotique !
Propriétés : aphrodisiaque pour les dames, antispasmodique puissant, hypotenseur et calmant cardiaque, sédatif, antistress, l'ylang-ylang facilite aussi la pousse des cheveux, donne de la brillance aux cheveux et régénère la peau…

Principales utilisations

➡ **Aphrodisiaque :** 3 gouttes sur le bas du dos le soir

➡ **Personne qui cogite trop, mauvaise humeur :** 5 gouttes en diffusion avec 10 gouttes d'HE de citron

➡ **Pousse des cheveux :** 2 gouttes dans une dose de shampooing extradoux, quotidiennement

Mes 5 huiles essentielles précieuses à découvrir

Depuis la nuit des temps, certaines huiles essentielles rares et précieuses sont recherchées pour confectionner des produits de la plus haute qualité. Ces petites merveilles sont aujourd'hui utilisées par l'industrie du luxe à des dosages tellement anecdotiques qu'elles reviennent aux consommateurs entre 10 et 100 fois plus cher que leur prix de départ.

Même si ces trésors d'HE peuvent paraître fort coûteux, les soins d'exception que vous pourrez vous fabriquer en les utilisant dans vos cosmétiques maison vous reviendront bien meilleur marché que n'importe quel soin cosmétique de luxe ! Alors, suivez le guide…

Camomille romaine : mon calmant

Nom latin : *Anthemis nobilis*
Organe producteur : fleurs
Origines principales : France (la meilleure), Hongrie
Chémotype : angélates d'isoamyle et butyle
Attention : choisissez une HE de camomille romaine pauvre en pinocarvone (cétone dangereuse), c'est-à-dire en contenant moins de 5 % ; dans ce cas, elle est utilisable par tous.
Un peu d'histoire : son nom vient du grec *khamaimêlon* qui signifie « pomme du sol » en raison de l'odeur de pomme qui se dégage du sol lorsque l'on marche dessus. Dans l'Égypte ancienne, la camomille romaine symbolisait le soleil et était dédiée au dieu Râ ; les Égyptiens l'utilisaient d'ailleurs pour embaumer leurs morts.
Propriétés : calmant très puissant du système nerveux, elle est pré-anesthésiante, anti-inflammatoire et anti-démangeaisons ; c'est un antispasmodique, et elle est très utile contre les brûlures d'estomac. HE antiallergique et antidouleur (maux de ventre, de dents, etc.) ; elle a aussi une action calmante et apaisante contre les démangeaisons et les irritations cutanées.

Principales utilisations

→ **Allergie ORL, rhume des foins :** 1 goutte à respirer ou avaler dès que nécessaire, jusqu'à 4 fois par jour chez l'adulte.

→ **Stress important, préparation à une opération, insomnie :** 5 gouttes en diffusion avec 10 gouttes d'HE d'orange, ou à respirer sur un mouchoir (3 gouttes du mélange).

➜ **Brûlures d'estomac :** 2 gouttes à masser sur le ventre ou à avaler après le repas.

➜ **Allergie cutanée :** 2 gouttes dans un peu de crème ou à mélanger dans de l'huile végétale de calophylle inophylle, à masser sur la zone 3 fois par jour.

Gingembre : finies les nausées !

Nom latin : *Zingiber officinalis*
Organe producteur : rhizome
Origines principales : Inde
Chémotype : zingibérène, bêta-sesquiphellandrène, curcumène
Propriétés : aphrodisiaque et tonique général, c'est aussi un antinauséeux très efficace, un grand digestif et un antispasmodique efficace (digestif et musculaire).

Principales utilisations

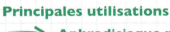

➜ **Aphrodisiaque masculin :** avalez 1 goutte, 30 minutes avant une nuit câline.

➜ **Brûlures d'estomac :** 2 gouttes à masser sur le ventre ou à avaler après le repas.

Hélichryse italienne : mon anti-bobo magique

Nom latin : *Helichrysum italicum*
Organe producteur : sommités fleuries
Origines principales : Corse (la meilleure qualité, évitez toute autre provenance !)
Chémotype : italidiones, acétate de néryle
Attention : une hélichryse italienne de mauvaise qualité ou d'une autre origine risque d'être un fluidifiant sanguin et/ou inefficace, ce qui serait ennuyeux vu son prix !
Un peu d'histoire : son nom vient du grec *helios*, « soleil », et *chrusos*, « doré », en référence à ses fleurs de couleur jaune d'or.
Propriétés : HE magique, elle fait disparaître tous les coups, bleus, bosses, cicatrices (récentes ou anciennes, boursouflées ou colorées), couperose, varicosités… Elle atténue les sensations d'extrémités froides dues à une mauvaise circulation sanguine (maladie de Raynaud) ; très efficace sur les rides, les cernes, et en cas de choc psychologique.

Principales utilisations

➔ **Coups, bleus, bosses, plaies, œdèmes :** 1 à 2 gouttes pures après un coup pour éviter la douleur, l'hématome et/ou le résorber très rapidement.

➔ **Couperose, varicosités, cicatrice chéloïde** (fibreuse, boursouflée, violacée), **mains et pieds froids :** quelques gouttes pures (la posologie peut être augmentée sans effets secondaires en fonction des résultats et du budget) ou diluées dans une crème ou dans 1 cuillerée à café d'HV, à appliquer sur le visage, les jambes, les mains ou les pieds suivant le problème à traiter, avant le coucher 1 à 2 fois par jour.

➔ **Rides :** 20 gouttes dans 30 ml de crème base seule ou avec 2 gouttes d'HE de rose de Damas ou de néroli bigarade, à utiliser quotidiennement.

➔ **Entorse, tout problème tendineux et musculaire :** 1 à 2 gouttes pures après un coup pour éviter douleur, hématome et/ou le résorber très rapidement, et gonflement ; diluez ensuite ces gouttes dans un soin à base d'HE de gaulthérie (2 gouttes) et d'HE d'eucalyptus citronné (2 gouttes) mélangées à 1 ml d'HV de calophylle inophylle par exemple, et appliquez 3 fois par jour pendant 3 jours.

➔ **Choc, coup émotionnel :** respirez au flacon cette HE si elle est de grande qualité pour diminuer les effets d'un choc vécu récemment.

Néroli bigarade : mon enfant intérieur

Nom latin : *Citrus aurantium* var. *amara*
Organe producteur : fleurs
Origines principales : Maroc
Chémotype : linalol, limonène, nérolidol
Un peu d'histoire : À la fin du XVIIe siècle, la princesse de Nérola a rendu célèbre l'essence d'orange amère en l'utilisant comme parfum. Le néroli bigarade fait partie intégrante de l'eau de Cologne, et son arôme rafraîchissant aux notes fines, fleuries et sucrées, entre dans la composition des grands classiques de la parfumerie.
Propriétés : très prisée en parfumerie, cette huile essentielle est aussi très utile en olfaction pour se détendre, atténuer le stress et les insomnies (notamment, lorsque trop d'idées envahissent la tête), en cas de dépression, et durant les périodes clés de la vie. Elle apporte joie et détente aux petits comme aux grands. Elle est aussi anti-bactérienne, tonique digestive, elle fait baisser la tension artérielle et calme le cœur et les palpitations. C'est un excellent antirides. Elle peut même s'utiliser en cuisine !

Principales utilisations

→ **Troubles digestifs :** 1 à 2 gouttes diluées dans un peu d'HV, à appliquer sur le ventre, plusieurs fois par jour si nécessaire.

→ **Rides, cicatrices, prévention des vergetures, désinfection cutanée :** 1 goutte dans une dose de crème base pour le visage ou le corps.

→ **Dépression, insomnie :** respirez 1 goutte déposée sur les poignets ou un mouchoir, aussi souvent que nécessaire, seule ou associée à l'HE de rose de Damas en cas de choc psychologique.

Rose de Damas : Aphrodite, c'est moi !

Nom latin : *Rosa damascena*
Organe producteur : pétales
Origines principales : Bulgarie, Maroc
Chémotype : citronnellol, géraniol
Attention : cette huile essentielle compte parmi les plus rares et précieuses ; en effet, plus de 4 tonnes de pétales sont nécessaires pour obtenir un kilo d'huile essentielle. Elle est donc très chère.
Propriétés : elle est très utile en cas d'anxiété, d'insomnies ou de tensions nerveuses. Elle est le symbole de l'amour, de la tendresse, du lâcher-prise (en cas de deuil ou de choc émotionnel) et de la compassion. Merveille de la nature, elle fait partie des huiles essentielles incontournables, à utiliser avec modération en raison de son coût.
C'est un astringent et tonique cutané qui a de merveilleuses vertus cicatrisantes. Cette HE représente la « note de cœur » dans la composition des parfums.

Principales utilisations

→ **Rides, peau flasque et fatiguée :** ajoutez 1 à 2 gouttes dans 30 ml de crème base pour la nuit, à utiliser tous les soirs.

→ **Dépression, insomnies, anxiété à la suite d'un manque d'amour, besoin de lâcher prise, deuil d'un proche ou d'une personne très aimée :** suivant votre budget, respirez 1 goutte pure déposée sur les poignets ; ou diluez 10 gouttes pures dans 5 ml d'HV de rose musquée ou 10 gouttes associées à 10 gouttes d'HE de nard de l'Himalaya diluées dans 15 ml d'HV de rose musquée, à masser sur les poignets (2 gouttes du mélange) aussi souvent que nécessaire.

Chapitre 3
Je me soigne avec les huiles essentielles

Êtes-vous fin prête à utiliser ces élixirs précieux ? Les huiles essentielles sont tellement à la mode qu'il s'en vendrait plus de 2 000 flacons chaque jour en France… Et c'est un minimum ! Vous qui avez lu attentivement les chapitres précédents, vous en savez déjà beaucoup sur l'univers de ces aromatiques. Vous allez maintenant découvrir de nouvelles formules magiques pour soigner sa forme naturellement. Pour autant, l'automédication étant une pratique trop courante en aromathérapie, les formules proposées ne dispensent pas d'un diagnostic correct auprès d'un médecin ; elles sont souvent d'ailleurs complémentaires à un traitement allopathique et ne doivent en aucun cas s'y substituer.

L'avantage avec les HE, c'est que nous n'avons pas besoin d'être malades pour les expérimenter car elles agissent en prévention, pour se soigner, chouchouter sa peau, être plus en forme…

Maintenant que vous êtes calée sur les huiles essentielles présentes dans votre armoire à pharmacie, vous allez apprendre à les utiliser pour tous les petits problèmes du quotidien…

Et c'est promis, vous ne trouverez que des formules utilisant le kit des huiles essentielles citées précédemment (voir chapitre 2). Même si je suis bien souvent tentée de vous en faire découvrir d'autres, je vais faire en sorte de limiter votre « budget aroma » pour ne garder que les meilleures ! Et si vous ne vous sentez pas capable d'élaborer vous-même ces formules magiques, votre pharmacien sera là pour vous les préparer. N'hésitez pas à le lui demander.

Avertissement : les conseils donnés ci-après concernent les **adultes uniquement (en particulier les femmes qui ne sont ni enceintes ni allaitantes, ainsi que les personnes non épileptiques). Prudence chez les asthmatiques**, notamment pour les formules respiratoires. Toutes les formules sont contre-indiquées pour les enfants.

Mes remèdes pour soulager les maux de ventre

Je soigne vite et bien mes brûlures d'estomac

Souvent liées au stress, les aigreurs et brûlures d'estomac peuvent provenir d'une alimentation irritante (café, épices, etc.), mais aussi parfois d'une simple bactérie (*Hélicobacter pylori* de son petit nom). Si les douleurs persistent au-delà de quelques jours, il vous faut consulter !

L'huile qui sauve

L'HE de camomille romaine : 1 goutte à avaler sur une boulette de pain au moment des douleurs, ou bien en fin de repas. Vous pouvez aussi la masser pure sur le creux épigastrique, c'est-à-dire sur le haut de l'estomac, jusqu'à 4 fois par jour. Elle pourra être utilisée tous les jours de la semaine si nécessaire, pendant 15 jours, en marquant des pauses le week-end par exemple. Cette HE agit sur les brûlures mais aussi sur le stress souvent engendré par les brûlures d'estomac. Si les symptômes persistent au-delà de 15 jours, il convient de consulter un médecin.

La formule complète

HE de camomille romaine : 1 goutte
HE de menthe poivrée : 1 goutte
Préparation à avaler sur une boulette de pain au moment des douleurs ou en fin de repas. Vous pouvez aussi masser pures ces HE sur le creux épigastrique jusqu'à 4 fois par jour, et ce, au maximum pendant 15 jours. Ce mélange apaisant et très digestif est votre allié après les repas lourds et/ou épicés, ou dès que les brûlures se font sentir. Vous pouvez avoir les 2 flacons d'HE sur vous ou préparer un mélange (50/50) dans un flacon réservé à cet usage et l'emmener partout avec vous.

Solutions pour un transit intestinal accéléré (tourista, diarrhée)

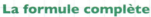

Comment éradiquer très vite ce problème parfois lié à la prise d'eau glacée, un changement alimentaire ou encore, et c'est plus embêtant, à une infection intestinale ? Avec les HE bien sûr… qui sont toujours là pour prendre soin de vous !

L'huile qui sauve

L'HE de laurier noble : 1 goutte que vous déposez sur une boulette de pain ou un support par voie orale et avalez au moment des troubles ou jusqu'à 4 fois par jour, pendant 5 jours.
Vous connaissez le laurier utilisé fréquemment sous forme de feuilles séchées dans les courts-bouillons. C'est pour leur action digestive et anti-infectieuses qu'elles sont également utilisées.

La formule complète

HE de laurier noble : 1 goutte
HE de menthe poivrée : 1 goutte

2 gouttes que vous ingérez sur une boulette de pain ou un support par voie orale au moment des troubles ou jusqu'à 4 fois par jour, pendant 5 jours.

Comment soulager le mal des transports et la nausée

Quoi de plus désagréable que d'avoir la nausée en voiture ou au travail ?

L'huile qui sauve
Une étude scientifique a montré des résultats remarquables avec l'HE de gingembre : 1 goutte déposée sur chaque jugulaire (les grosses veines situées sous les oreilles), à masser au moment des troubles.
Vous pouvez renouveler l'opération d'urgence toutes les demi-heures jusqu'à 4 fois par jour pendant le transport, et au maximum pendant 5 jours.

La formule complète
Ici aussi des études scientifiques ont démontré l'efficacité d'un tel mélange. Alors remercions les scientifiques car nous pouvons immédiatement mettre en application ces résultats !
HE de gingembre : 1 goutte
HE de citron : 1 goutte
HE de menthe poivrée : 1 goutte
1 goutte de chaque que vous ingérez sur une boulette de pain ou un support par voie orale jusqu'à 3 fois par jour. Sinon, vous pouvez introduire ces HE dans un flacon à parts égales et en respirer quelques gouttes sur un mouchoir ou une compresse dès que les nausées surviennent au cours du trajet, et au maximum pendant 5 jours.

J'ai trop bu et trop mangé

Ah, ce dîner trop copieux, ce mélange d'alcools, ce dessert indigeste… vous auriez aimé vous en passer, mais il est trop tard ! Heureusement, grâce à vos HE, ni vu ni connu, vous allez vite réparer les dégâts et retrouver un vrai confort digestif…

L'huile qui sauve
HE de menthe poivrée : 1 goutte
Déposez 1 goutte sur une boulette de pain ou un support par voie orale, à avaler idéalement 1 heure avant la soirée qui s'annonce arrosée ou bien après celle-ci. Le lendemain, vous pourrez effectuer jusqu'à 4 prises dans la journée.

La formule complète
HE de citron : 1 goutte
HE de menthe poivrée : 1 goutte
Prenez 1 goutte de chaque à avaler sur une boulette de pain ou un support par voie orale, idéalement 1 heure avant la soirée festive ou bien à la fin de celle-ci. Le lendemain, vous pourrez effectuer jusqu'à 4 prises dans la journée. Cette formule est plus efficace encore que la précédente, pensez à associer ces deux huiles !

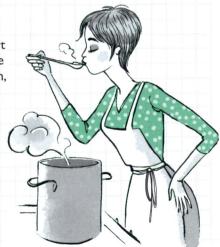

Mes remèdes pour soulager les maux de dents

Astuces pour calmer les maux de dents

Il faut que votre mal de dents arrive un samedi soir ou lorsque votre dentiste est en vacances ! Pas de panique, les HE sont là pour vous à n'importe quelle heure du jour ou de la nuit !

L'huile qui sauve

Forcément, qui dit « dent », dit « huile essentielle de clou de girofle ». Mettez 1 goutte sur un Coton-Tige imbibé préalablement d'huile végétale (pour que l'HE de girofle n'irrite pas les gencives les plus sensibles) que vous badigeonnerez sur l'endroit douloureux toutes les heures, si nécessaire, ou dès que la douleur revient, sans dépasser 5 applications par jour et un maximum de 5 jours de traitement.

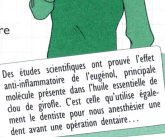

La formule complète

HE de girofle : 1 goutte
HE de menthe poivrée : 1 goutte
Déposez 1 goutte de chaque HE dans un bain de bouche, sur votre brosse à dents ou dans une petite noisette d'argile verte à gargariser. Brossez-vous les dents ou posez la préparation sur l'endroit douloureux dès que la douleur se réactive, sans dépasser 5 applications par jour et un maximum de 5 jours de traitement.

Des études scientifiques ont prouvé l'effet anti-inflammatoire de l'eugénol, principale molécule présente dans l'huile essentielle de clou de girofle. C'est celle qu'utilise également le dentiste pour nous anesthésier une dent avant une opération dentaire…

Fraîcheur Airwaves® !

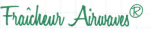

Pour une haleine fraîche et pimpante toute la journée.

L'huile qui sauve

L'HE de menthe poivrée : 1 goutte à lécher avec la langue après le repas (au cours de quelques repas hebdomadaires seulement, car il convient de ne pas abuser de cette HE puissante) ou lorsque vous ne voulez commettre aucun impair olfactif…
Vous pouvez aussi mettre 1 goutte sur un petit morceau de sucre et le laisser fondre en bouche : haleine fraîche garantie ! Ne renouvelez pas la prise plus de 3 fois par jour.
Attention, n'utilisez pas cette HE (en plus des contre-indications citées en introduction) si vous souffrez d'hypertension non équilibrée par un traitement.

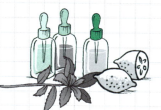

La formule complète

HE de menthe poivrée : 1 goutte
HE de citron : 1 goutte
HE de laurier noble : 1 goutte
Déposez 1 goutte de chaque HE sur une boulette de pain par exemple, à avaler en début de repas, au maximum 3 fois par jour. N'en faites pas une utilisation prolongée au-delà de 5 jours.

Secrets aromatiques contre les aphtes

Ah, comme ces petites irritations dans la bouche peuvent faire mal ! Les noix, les tomates, les fruits non lavés, certains fromages comme le gruyère sont à bannir si vous êtes sujette à ces petites infections buccales, ultradouloureuses ! Mais sachez qu'avec la bonne huile essentielle à votre disposition, ces petits désagréments seront éliminés en quelques heures !

L'huile qui sauve

L'HE d'arbre à thé : 1 goutte déposée sur un doigt propre, un Coton-Tige ou associée à un bain de bouche (disponible en pharmacie) sera badigeonnée ou gargarisée directement sur l'aphte après chaque repas, jusqu'à 3 fois par jour.

La formule complète pour les aphtes rebelles

HE girofle : 5 gouttes
HE d'arbre à thé : 15 gouttes
HV alimentaire : 5 ml ou 1 cuillerée à café
Prenez 2 gouttes du mélange que vous appliquerez toutes les heures sur la zone concernée, jusqu'à 5 fois par jour.

Attention, déchaussement !

Le déchaussement dentaire augmente avec l'âge, mais aussi en raison d'une mauvaise hygiène dentaire ou d'un brossage trop énergique des dents (et des gencives) avec une brosse trop dure. Apprenez à chouchouter vos gencives en utilisant une brosse souple et des soins buccaux à base de gel comme la « potion magique » ci-dessous, tous les jours.

L'huile qui sauve

L'HE de citron : 1 goutte déposée sur la brosse à dents avec le dentifrice. Vous pouvez effectuer ce soin 3 fois par jour.

La formule complète

HE de citron : 30 gouttes
HE de menthe poivrée : 15 gouttes
Gel d'aloe vera : 20 g
HV de sésame ou autre HV alimentaire : 5 ml ou 1 cuillerée à café
Massez vos gencives avec ce gel jusqu'à 3 fois par jour après le brossage. Le résultat ne se fera pas attendre !

Mes HE anti-taches pour un sourire ultra-bright

Les dents sont faites d'émail et de dentine (substance majoritaire constituant la dent). Il faut savoir que la couleur et l'épaisseur de la dentine déterminent fondamentalement la couleur de la dent alors que l'émail est assez transparent. La couleur de la dentine est génétiquement déterminée, ce qui fait que certaines personnes auront des dents plus blanches que d'autres. En général, les canines sont, par nature, plus jaunes que les autres dents. C'est dû au fait que l'épaisseur de la dentine est plus importante.

Les HE peuvent agir de façon plus ciblée sur les taches externes provoquées par le tabac, le thé (le pire étant le thé noir, car il contient beaucoup de tanins) et le café, ou encore les sodas acides (en attaquant l'émail, ces derniers favorisent la coloration des dents par certains aliments). Attention aux sauces tomate en tube, au curry, à la sauce soja, mais aussi à certains fruits rouges ou violets comme les myrtilles qui auront tendance à teinter les dents…

L'huile qui sauve

L'HE de citron : 1 goutte à déposer sur votre brosse à dents avec le dentifrice. Ce soin peut être effectué 3 fois par jour chez les personnes qui ont les dents très tachées.

La formule complète

HE de citron : 2 gouttes
HE d'arbre à thé : 1 goutte
Eau oxygénée à 10 volumes : 5 ml
Bain de bouche alcoolisé : 5 ml

Gargarisez-vous la bouche un soir sur deux avec ce mélange (respectez bien les doses d'eau oxygénée sous peine de brûlures et de décoloration de la muqueuse buccale) pendant 15 jours, puis utilisez-le 1 fois par semaine maximum.

Mes remèdes contre la fatigue

Je suis tout le temps fatiguée

Avant de commencer votre cure antifatigue, posez-vous cette question : « Pourquoi suis-je fatiguée ? » Derrière la réponse, on peut trouver les premiers éléments qui conduisent à un éventuel diagnostic de dépression. En revanche, une fatigue passagère due à une somme de travail trop importante, des nuits de sommeil trop courtes ou perturbées peut se soigner facilement ! Si vous avez spécifiquement des coups de « pompe » en matinée et/ou des fringales de chocolat noir, c'est que vous êtes sans doute en manque de magnésium. Vous compléterez le traitement aromatique indiqué ci-dessous par une prise de magnésium additionné de vitamine B6 qui aide à son assimilation. Mais, en tout premier lieu, pensez à vous reposer !

L'huile qui sauve

L'HE de ravintsara : 2 gouttes à appliquer sur les poignets le matin ou dans la journée si vous ressentez un coup de fatigue, à renouveler jusqu'à 4 fois par jour afin de « tenir » le coup lors d'une longue journée. N'utilisez pas cette HE plus de 5 jours en continu sans faire de pause d'au moins 2 jours.

La formule complète

HE de girofle : 1 goutte
HE de citron : 2 gouttes

Avalez ces 3 gouttes sur un support par voie orale APRÈS votre petit déjeuner et le repas de midi (pour ne pas anesthésier la glotte avant le repas), pendant 5 jours maximum.

Si la fatigue persiste, il convient d'aller rapidement consulter un médecin. L'état de fatigue n'est pas un état normal de l'organisme, c'est un signal d'alerte que chacun doit prendre en compte pour enfin « lever le pied » ou faire des investigations médicales.

Ce matin, impossible de me réveiller !

Trop peu dormi ? Trop de travail, la routine et le quotidien qui vous rattrapent ? Certaines périodes dans l'année sont plus propices que d'autres à ce genre de fatigue et de « ras-le-bol ».

L'huile qui sauve

L'HE de menthe poivrée : 2 gouttes à appliquer au bas des reins, au lever, pendant 3 jours maximum.

Attention, cette huile essentielle est à éviter chez les personnes hypertendues non équilibrées par un traitement.

La formule complète
HE de citron : 1 goutte
HE de menthe poivrée : 1 goutte
Déposez 2 gouttes de chaque sur le bas des reins, au lever, pendant 3 jours maximum.
Ayez les mêmes précautions concernant les personnes hypertendues non équilibrées par un traitement.

Mes remèdes contre le stress, les insomnies et les maux de tête
Mes huiles anti-stress au quotidien

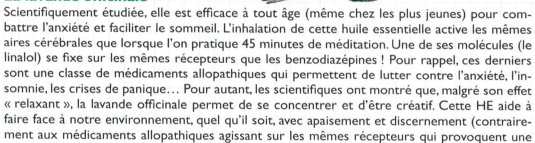

La lavande officinale
Scientifiquement étudiée, elle est efficace à tout âge (même chez les plus jeunes) pour combattre l'anxiété et faciliter le sommeil. L'inhalation de cette huile essentielle active les mêmes aires cérébrales que lorsque l'on pratique 45 minutes de méditation. Une de ses molécules (le linalol) se fixe sur les mêmes récepteurs que les benzodiazépines ! Pour rappel, ces derniers sont une classe de médicaments allopathiques qui permettent de lutter contre l'anxiété, l'insomnie, les crises de panique… Pour autant, les scientifiques ont montré que, malgré son effet « relaxant », la lavande officinale permet de se concentrer et d'être créatif. Cette HE aide à faire face à notre environnement, quel qu'il soit, avec apaisement et discernement (contrairement aux médicaments allopathiques agissant sur les mêmes récepteurs qui provoquent une somnolence, une dépendance et une perte des mouvements fins).

La lavande officinale peut être utilisée de toutes les façons suivantes :
- par **voie orale,** à raison de 2 gouttes sur un bout de pain par exemple, ou des capsules de mélanges d'HE relaxantes à acheter en pharmacie (Oléocaps 7 Sommeil et stress passager®, Granules sublinguaux aux HE Sommeil relaxation d'Arkopharma®…) ;
- **en massage,** diluée à 10 % dans une HV fluide, par exemple de noyaux d'abricot ;
- **en diffusion,** dans un diffuseur, pendant 5 minutes, ou sur un mouchoir ou dans un stick inhaleur à glisser dans votre sac à main…

La mandarine
Gardez toujours cette HE à portée de main dans votre sac. Respirez-la quelques instants pour vous évader ou voir les événements autrement, notamment si vous traversez une période difficile…
Vous pouvez en déposer 2 gouttes sur un demi-sucre ou avec un sachet de thé ou la prendre dans des mélanges en capsules (Comptoir Aroma Ressource bio®, Granules sublinguaux aux HE Sommeil relaxation d'Arkopharma®…).
Vous pouvez la mettre pure dans un diffuseur ou avec un mélange d'agrumes, ou en déposer 2 gouttes sur un mouchoir, à respirer autant que nécessaire.

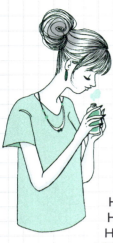

Remèdes d'urgence en cas d'angoisse (examens, recherche d'emploi...)

Cela nous est toutes arrivé d'avoir une crise d'angoisse et/ou de palpitations à cause d'un événement marquant. Cette sensation d'oppression si désagréable va disparaître instantanément avec les huiles essentielles appropriées !

L'huile qui sauve

HE de camomille romaine : 2 gouttes sur les poignets, à respirer ou à avaler sur un support par voie orale, à renouveler si nécessaire.

La formule complète

Si, malgré cela, le stress vous gagne, complétez avec la formule suivante.
HE de camomille romaine : 30 gouttes
HE de géranium rosat : 60 gouttes
HE de néroli : 10 gouttes
HV de macadamia ou autre HV fluide comme celle de noyaux d'abricot : qsp 10 ml (après y avoir versé les huiles essentielles, compléter le flacon de 10 ml avec de l'huile végétale jusqu'à cette contenance)
Déposez 3 gouttes du mélange sur vos poignets, et respirez aussi souvent que nécessaire !
L'effet de cette formule est immédiat, et vous en ressentirez les bienfaits quelques heures après le massage et l'inhalation. C'est une formule très réconfortante, très relaxante et très enveloppante. Abusez-en !

Je manque de confiance en moi

Entretien d'embauche, réunion importante, entretien annuel, demande d'augmentation, oral d'examen, compétition sportive ou simplement soirée avec la personne de vos rêves... Comment paraître la personne la plus merveilleuse au monde et la plus charismatique ? L'aromathérapie est encore là pour vous... Comme César à son époque, vous allez arborer votre couronne de lauriers !

L'huile qui sauve

HE de laurier noble : 2 gouttes sur vos poignets à respirer ou à avaler sur un support par voie orale dès que nécessaire avant l'examen, l'entrevue professionnelle ou le rendez-vous galant tant attendu !

La formule complète

Dans certaines situations, si le trac vous gagne, complétez la formule d'urgence avec les HE suivantes...
HE de lavande officinale : 60 gouttes
HE de laurier noble : 60 gouttes
HV de macadamia ou autre HV fluide : qsp 10 ml

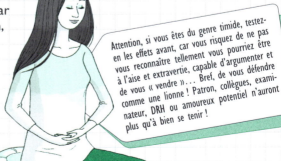

Attention, si vous êtes du genre timide, testez-en les effets avant, car vous risquez de ne pas vous reconnaître tellement vous pourriez être à l'aise et extravertie, capable d'argumenter et de vous « vendre »... Bref, de vous défendre comme une lionne ! Patron, collègues, examinateur, DRH ou amoureux potentiel n'auront plus qu'à bien se tenir !

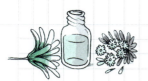

Déposez 3 gouttes de ce mélange sur les poignets, il vous accompagnera tout au long de la journée afin de surmonter les montées de stress… À respirer donc aussi souvent que nécessaire !

Je lâche prise et je positive

Vous en avez assez de votre rythme de vie effréné et avez envie de tout plaquer ? Vous aimeriez bien calmer un peu votre mental qui cogite tout le temps et vous retrouver dans un cocon bienfaisant ? De nombreux livres nous parlent de « lâcher-prise » et de « zen attitude » alors que notre mode de vie ne laisse guère de place au repos et aux côtés les plus positifs de l'existence. Certaines HE ont le pouvoir de nous réconforter et nous faire voir la vie en rose instantanément, dès l'inhalation de leur fragrance, et ce de manière durable. La solution est donc là pour vous !

L'huile qui sauve

HE d'ylang-ylang : 2 gouttes sur le plexus solaire (ou sur la plante des pieds si vous n'aimez pas l'odeur) quand vous sentez que vous êtes prête à craquer. Non seulement vous allez être plus zen et positive, mais en plus vous vous sentirez désirable et hyper-relaxée ! Non seulement apaisante, l'HE d'ylang-ylang diminue également l'agitation mentale. Elle est enfin aphrodisiaque et remonte le moral efficacement !

La formule complète

HE de camomille romaine : 30 gouttes
HE d'ylang-ylang : 30 gouttes
HE de mandarine : 90 gouttes
HV de noyaux d'abricot ou autre HV fluide de type macadamia par exemple : qsp 15 ml
Introduisez le mélange dans un roll-on ou un flacon, et massez-en vos poignets avec quelques gouttes lorsque des idées noires vous envahissent, que la déprime vous guette et que votre moral flanche ! Vous pouvez renouveler les applications aussi souvent que nécessaire.

Mes huiles essentielles anti-grisaille

On ne se lève pas tous les jours du bon pied (parfois même, on a le sentiment qu'on n'aurait pas dû se lever !) et le moral est en berne… Les HE sont là pour vous aider à retrouver de l'énergie, vous mettre en beauté et être fin prête à affronter une nouvelle journée !

L'huile qui sauve

L'HE de marjolaine à coquilles : 2 gouttes sur les poignets, dès que nécessaire si le moral est en berne, et ce jusqu'à 6 fois par jour pendant quelques jours.
Notez bien que cette HE ne fait pas partie de la trousse à pharmacie présentée dans le chapitre 2. Si vous ne l'avez pas en stock, passez à la formule magique !

La formule complète

HE de mandarine : 4 gouttes
HE de néroli bigarade : 1 goutte
Déposez la formule le matin sur un mouchoir qui vous accompagnera tout au long de la journée. À respirer aussi souvent que nécessaire !

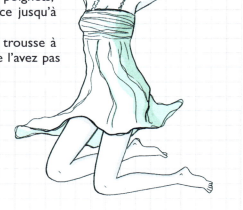

Halte aux nuits sans sommeil !

Comme il est bon de dormir sans passer des heures à attendre avant de tomber de sommeil, sans se réveiller toutes les heures, ou trop tôt le matin… Vite, mon remède aromatique !

L'huile qui sauve

L'HE de lavande officinale : déposez 2 gouttes sur vos poignets, sur l'oreiller, sur un support par voie orale, le soir au coucher et en cas de réveil nocturne. La lavande officinale a montré son efficacité au même titre que les anxiolytiques (sans leurs effets secondaires !). Alors, inutile de vous en priver !

Autre astuce : dans un bain, versez une demi-tasse de lait non écrémé (en poudre ou liquide) ou un gel douche neutre ; associez-y 10 gouttes d'HE de lavande officinale et plongez-vous dans l'eau dont les effluves auront sur vous le même effet que 45 minutes de méditation ! Pas mal pour passer une bonne nuit de sommeil réparateur, non ?

La formule complète
S'il vous faut une massue pour vous endormir, alors la voici !
HE de mandarine : 4 gouttes
HE de camomille romaine : 1 goutte
Déposez la potion sur les poignets, sur l'oreiller (attention, la mandarine est de couleur vert foncé, cela peut tacher le linge de lit), sur un support par voie orale, le soir au coucher, et de nouveau en cas de réveil nocturne.

Mes huiles magiques anti-maux de tête (et autres migraines)

Nous n'avons pas la prétention ici de soigner les très fortes « migraines », qui nécessitent des traitements allopathiques assez lourds. En revanche, les HE vous sauveront des maux de tête de différentes origines !

L'huile qui sauve
HE de menthe poivrée : appliquez 2 gouttes en massage doux sur les tempes, loin des yeux. L'application pourra être renouvelée jusqu'à 3 fois dans la journée.
Attention, « l'effet glaçon » de la menthe poivrée met quelques minutes à apparaître. N'en rajoutez pas sous prétexte que vous ne sentez pas suffisamment le froid, sous peine de vous brûler la peau ou de pleurer un très long moment, car les effluves du menthol vont rapidement gagner les yeux et provoquer l'envie de pleurer…

La formule complète
Si, malgré cela, la migraine liée au stress vous gagne, complétez avec la formule suivante.
HE de camomille romaine : 30 gouttes
HE de menthe poivrée : 30 gouttes
HE de gaulthérie couchée ou odorante : 60 gouttes
HV de noyaux d'abricot : qsp 10 ml
Introduisez le tout dans un roll-on à conserver en permanence dans votre poche ou votre sac à main. Appliquez-en quelques gouttes sur vos tempes et votre nuque en cas de maux de tête. Renouvelez l'application jusqu'à 3 fois dans la journée.

Ma trousse aromatique d'hiver

Avec l'hiver, revient le cortège bien connu des affections respiratoires. Températures basses, humidité qui fragilisent nos muqueuses (nez, bronches), virulence accrue des virus et des bactéries en début d'année qui n'arrange rien… Heureusement que les HE sont là pour nous protéger ! Et si malgré tout, la grippe nous rattrape, elles seront là aussi pour nous guérir vite et bien ! Car on le sait : les antibiotiques (allopathiques), c'est pas automatique !

Quand et comment utiliser votre trousse aromatique ?

Comment ? Idéale pour purifier l'atmosphère au bureau ou à la maison, la diffusion d'huiles essentielles améliorera la qualité de l'air de votre intérieur. Vous pouvez également utiliser les HE de la trousse d'hiver par voie orale ou en massage, dans un bain ou encore en suppositoire en fonction des bobos à traiter...

Quand ? L'usage des huiles essentielles s'effectue aussi bien en curatif pour éliminer les nombreux microbes durant l'hiver, par neutralisation des germes, qu'en préventif afin de renforcer votre immunité.

Mes HE spécial hiver

HE de ravintsara
L'antiviral sans doute le plus puissant au monde utilisé en prévention et pour le traitement curatif de la grippe et de tout autre virus !

HE de niaouli
Autre antiviral très puissant, cette HE est aussi cicatrisante ; elle sera particulièrement indiquée en cas d'herpès ou de toute atteinte cutanée virale.

HE de citron
Huile polyvalente qui pourra être utilisée même chez les personnes immunodéprimées pour drainer et protéger leur organisme des infections de l'hiver.

HE d'eucalyptus radié
Autre HE à eucalyptol, elle est antivirale, assainissante de l'air ambiant, expectorante et respiratoire.

J'ai le nez bouché ou qui coule

L'huile qui sauve
HE de menthe poivrée : respirez profondément 2 gouttes sur un mouchoir et/ou massez la face interne de vos poignets, puis respirez-en les effluves.

La formule complète
HE de lavande aspic : 10 gouttes
HE de menthe poivrée : 10 gouttes
Imbibez la mèche d'un stick à inhaler avec cette formule ou déposez 3 gouttes du mélange sur un mouchoir et respirez-en profondément les effluves dès que votre nez se bouche ou coule comme une fontaine !

Je soigne ma toux sèche

La toux sèche, irritative et d'origine nerveuse est bien difficile à enrayer ! Elle peut parfois nous gâcher la vie pendant des mois.
Si malgré les formules suivantes votre toux ne passe pas, consultez de nouveau un médecin, car les causes de toux sèches sont multiples et peuvent notamment être d'origine médicamenteuse.

L'huile qui sauve !
HE de cyprès toujours vert : 2 gouttes à mélanger dans du miel ou 1 cuillerée à soupe de sirop pour toux sèche, 3 fois par jour pendant quelques jours.

La formule complète
HE de laurier noble : 1 goutte
HE de camomille romaine : 1 goutte
Introduisez les gouttes dans du miel ou 1 cuillerée à soupe de sirop, 3 fois par jour, pendant quelques jours.

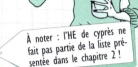

À noter : l'HE de cyprès ne fait pas partie de la liste présentée dans le chapitre 2 !

J'ai un rhume avec maux de tête et/ou une sinusite

L'huile qui sauve
HE d'eucalyptus radié : respirez 1 à 2 gouttes pures déposées sur un mouchoir ou massez-en vos poignets 3 fois par jour, pendant quelques jours.

La formule complète
HE de niaouli : 2 gouttes
HE de laurier noble : 2 gouttes
HE d'eucalyptus radié : 2 gouttes
Versez les gouttes dans de l'eau frémissante et faite-vous une inhalation pendant 5 à 10 minutes, 1 à 3 fois par jour. Protégez-vous bien la tête avec une serviette.
Gare aux courants d'air, une fois les voies ORL supérieures nettoyées... couvrez-vous bien !

J'ai mal à la gorge et je n'ai plus de voix

L'huile qui sauve
HE d'arbre à thé : 2 gouttes à gober sur un demi-sucre, du miel, du sirop d'agave ou dans 1 cuillerée à soupe de sirop Alpha-amylase® (en pharmacie), à prendre 3 fois par jour après les repas, le temps que le mal de gorge disparaisse.

La formule complète
HE de laurier noble : 2 gouttes
HE d'eucalyptus citronné : 1 goutte
HV de noyaux d'abricot : 3 gouttes
Massez sur la gorge cette formule et appliquez ensuite de la chaleur (une poche de gel chaud, passée au micro-ondes, une compresse ou un foulard en soie), jusqu'à 3 fois par jour si nécessaire.

Bye-bye bronchite !

L'huile qui sauve
HE d'eucalyptus radié : ingérez 2 gouttes dans du miel ou 1 cuillerée à soupe de sirop pour toux grasse, 3 fois par jour, pendant quelques jours.

La formule complète
HE de laurier noble : 1 goutte
HE d'eucalyptus radié : 1 goutte
HE de ravintsara : 2 gouttes
HV de noyaux d'abricot : 5 gouttes

Massez le thorax et le haut du dos avec ce mélange 3 fois par jour, jusqu'à l'amélioration des symptômes. Cette formule fluide pénètre très bien à travers la peau, ne laissant aucun film gras qui collerait aux vêtements (contrairement à certaines pommades à base de vaseline).
Voilà une formule tout aussi efficace en quelques heures et dont l'odeur sera aussi beaucoup plus discrète comparée aux produits très odorants à base de vaseline que vos collègues ou proches ne manqueraient pas de repérer !

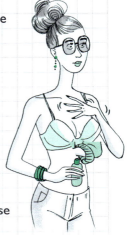

La grippe ne passera pas par moi !

L'huile qui sauve !
HE de ravintsara : 2 gouttes à appliquer sur vos poignets tous les matins ou tous les soirs en prévention durant la période hivernale, en prenant soin de faire des pauses les week-end.
En curatif, vous renouvellerez les massages 5 fois par jour et vous masserez aussi la plante des pieds avec quelques gouttes avant de mettre de grosses chaussettes… pas très sexy, mais efficace !

La formule complète
HE de niaouli
HE de ravintsara
HE de citron
HE d'eucalyptus radié
Vous mélangerez ces HE dans un flacon à parts égales.

En préventif : vous pouvez, 1 à 2 fois par jour, diffuser quelques gouttes de cette préparation, ou masser vos poignets avec 3 gouttes du mélange aromatique associées à 3 gouttes d'huile végétale de noyaux d'abricot ou d'amande douce.

En curatif : déposez 2 gouttes du mélange dans du miel ou 1 cuillerée à café de sirop d'agave, 5 fois par jour, pendant quelques jours.

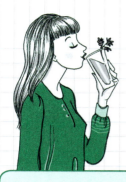

Ma trousse aromatique d'été

Pendant la période estivale, les huiles essentielles prendront soin de vous, même en vacances : pour lutter contre le mal des transports, apaiser votre peau échauffée par le soleil, éloigner les moustiques… ou simplement vous détendre.

Mes HE spécial été

HE de géranium rosat
Efficace contre les moustiques et les irritations de la peau !

HE de lavande officinale
Elle apaisera en douceur la peau lésée par les piqûres, les brûlures et toute autre irritation.

HE de lavande aspic
Souveraine contre toutes les piqûres, mais aussi pour cicatriser et désinfecter une plaie, une coupure, une irritation. Notez qu'il faut toujours l'employer diluée.

HE de camomille romaine
Anti-allergique, apaisante et anti-inflammatoire.

HE d'hélichryse italienne
Les coups, les bleus, les plaies, les bosses, les ampoules ne lui résistent pas !

HE de menthe poivrée
En cas de coup de chaud ou de démangeaisons, elle rafraîchira votre été !

Comment échapper au coup de soleil ?

En mettant de la crème solaire, mais aussi en préparant votre peau avant de vous exposer au soleil !

L'huile qui sauve

HE de lavande officinale : appliquez directement sur la zone 3 gouttes pures, s'il s'agit d'une brûlure de premier degré (dans ce cas, la lavande officinale ne pique pas la peau), ou mélangez 3 gouttes dans un produit apaisant après soleil ou un gel d'aloe vera, et appliquez sur le coup de soleil toutes les 15 minutes, tant que l'inflammation est vive, puis renouvelez jusqu'à 4 applications par jour.

La formule complète préventive

Une huile détonante qui va renforcer les défenses naturelles de votre peau…
HE de géranium d'Égypte : 90 gouttes
HE de niaouli : 30 gouttes
HE d'ylang-ylang : 60 gouttes
HV d'argan : qsp 50 ml
Appliquez tous les soirs 6 gouttes du mélange sur le visage (mais aussi sur le corps, notamment aux endroits les plus fragiles et sujets à des allergies solaires ou autres irritations).

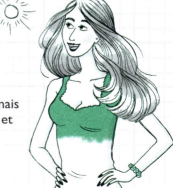

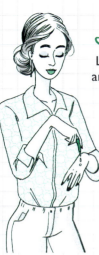

Les insectes, ça pique !

Les moustiques, mouches, puces, tiques, taons, méduses, scorpions et autres araignées n'ont qu'à bien se tenir !

L'huile qui sauve

HE de lavande aspic : 1 à 2 gouttes pures sur la piqûre, tous les quarts d'heure jusqu'à disparition de la douleur.

La formule complète

HE de camomille romaine : 10 gouttes
HE de lavande aspic : 20 gouttes
HE d'eucalyptus citronné : 20 gouttes
HV de calophylle inophylle : qsp 10 ml

Appliquez quelques gouttes de ce mélange à la fois antiseptique, mais aussi anti-démangeaisons puissant, cicatrisant et calmant, jusqu'à 6 fois par jour sur les zones atteintes.

Je transpire trop

L'huile qui sauve

HE de géranium : déposez 1 goutte sur une pierre d'alun de potassium, puis appliquez la pierre imbibée aux endroits souhaités (aisselles, plis cutanés, plante des pieds) 1 à 2 fois par jour.

La formule complète

HE de géranium : 10 gouttes
HE de menthe poivrée : 6 gouttes
HE d'arbre à thé : 10 gouttes
HE de rose : 1 goutte
Gel d'aloe vera, crème neutre ou gel de carbomer : 50 g

Appliquez localement jusqu'à 2 fois par jour. Ce gel déodorant a des vertus astringentes grâce aux HE de géranium et de menthe poivrée, c'est-à-dire qu'il resserre les pores de la peau, vous empêchant ainsi de trop transpirer. Il possède également des vertus désinfectantes grâce à l'arbre à thé et au géranium. Quant à l'HE de rose, elle apportera sa fragrance délicate et fleurie pour vous faire sentir bien toute la journée.

Ça me démange de partout !

Quelle que soit l'origine des démangeaisons, ce mélange vous apaisera (psoriasis, eczéma, piqûres, allergie ou autre cause inconnue). Il est apaisant, cicatrisant, désinfectant et sera particulièrement efficace utilisé le soir en application cutanée. En effet, l'histamine, un neurotransmetteur responsable des démangeaisons (comme les allergies, par exemple) produit son pic maximum de sécrétion vers 3 heures du matin (heure solaire).

L'huile qui sauve
HE de camomille romaine : mélangez 2 gouttes à un lait pour le corps ou une HV de calophylle inophylle, idéalement en massage sur les zones douloureuses, jusqu'à 4 fois par jour.

La formule complète
HE de lavande officinale : 60 gouttes
HE de menthe poivrée : 30 gouttes
HE de camomille romaine : 60 gouttes
HV de calophylle inophylle ou crème neutre ou gel de carbomer : 50 g
Appliquez localement cette formule sur les zones concernées, jusqu'à 3 fois par jour.

Que faire en cas de brûlures ou d'ampoule ?

L'huile qui sauve
HE de lavande aspic : quelques gouttes diluées dans une huile végétale ou une crème cicatrisante sur l'endroit brûlé ou cloqué, à renouveler 30 minutes plus tard, puis 4 fois dans la journée le premier jour, ensuite 3 fois par jour.

La formule complète
HE de lavande aspic : 30 gouttes
HE de géranium : 60 gouttes
HV d'argan ou d'amande douce : qsp 10 ml
Massez la zone concernée avec cette formule, 3 fois par jour, jusqu'à nette amélioration ou disparition des symptômes.

Je soigne mes petits bleus

L'huile qui sauve
HE d'hélichryse italienne (d'origine Corse) : appliquez quelques gouttes pures sur le bleu ou diluées dans une huile végétale d'argan. À renouveler 30 minutes après, puis 4 fois dans la journée le premier jour.

La formule complète
HE d'hélichryse italienne : 30 gouttes
HE de menthe poivrée : 10 gouttes
HV d'argan ou de noyaux d'abricot : qsp 5 ml
Massez la zone concernée avec cette formule 3 fois par jour jusqu'à nette amélioration ou disparition des bleus. L'hélichryse italienne d'origine Corse est le *must have* en cas de saignements sous-cutanés comme ici. La menthe poivrée, quant à elle, va apaiser la douleur efficacement.

Égratignures et autres réjouissances...

L'huile qui sauve !

HE de lavande officinale : appliquez quelques gouttes sur les petites surfaces égratignées, toutes les 15 minutes tant que l'inflammation est vive, puis 5 à 6 fois par jour si nécessaire, jusqu'à apaisement total.

À noter : la lavande vraie appliquée pure sur la peau ne pique pas plus que l'eau !

La formule complète

HE de lavande officinale : 120 gouttes
HE de géranium rosat : 60 gouttes
HE de camomille romaine : 60 gouttes
HE d'hélichryse italienne : 60 gouttes
HV de millepertuis : qsp 50 ml

Massez l'écorchure toutes les 15 minutes, puis 3 à 6 fois par jour, pendant 2 à 3 jours. Cette formule ultracicatrisante est même utilisée par certains chirurgiens français convaincus de l'efficacité des HE, afin de permettre à leurs patients de cicatriser plus vite et beaucoup mieux après leur opération.

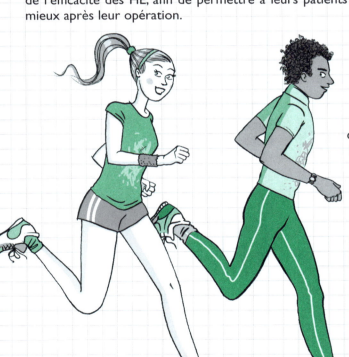

Attention : l'huile végétale de millepertuis est photosensibilisante. Évitez toute exposition solaire de la zone massée avec cette préparation durant les 3 heures au moins qui suivent l'application.

Vous pouvez sinon utiliser de l'HV de calophylle inophylle anti-inflammatoire et non photosensibilisante à la place. Seul inconvénient : son odeur « particulière » qui ne plaît pas à tous. Une huile végétale au calendula ou une pommade au calendula ou à base d'huile végétale de pâquerette (*Bellis perennis*) pourront aussi être utilisées en toute sécurité.

Ma trousse aromatique de sportive

Se maintenir en forme est la motivation la plus courante chez les personnes qui pratiquent un sport. Les bénéfices du sport sur la santé sont très nombreux et contribuent globalement à l'amélioration de la qualité de vie en renforçant le cœur et les vaisseaux sanguins, en augmentant la ventilation pulmonaire, en luttant contre le stress, etc. Idéalement, il est plus efficace de pratiquer plusieurs sports ou activités physiques aux vertus complémentaires. L'association d'un sport qui développe la résistance (par exemple, la musculation) et d'un autre propice à l'endurance (par exemple, la natation) permet un maintien en forme de l'ensemble du corps. Voilà aussi un bénéfice beauté à prendre en compte !

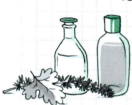

Le sport déclenche dans l'organisme la production d'hormones appelées « endorphines ». Celles-ci produisent chez l'individu une telle sensation de bien-être qu'une dépendance peut même s'installer. Se concentrer sur son sport permet d'oublier ses idées noires et les contraintes du quotidien. Ces moments rien qu'à soi peuvent être des bulles pour se ressourcer, surtout si l'on peut pratiquer en pleine nature. Pensez-y !

Mes HE pour le sport

La gaulthérie couchée ou odorante : elle est anti-inflammatoire et permet de décontracturer les muscles après l'effort ou de les préparer lors du massage avant l'effort. À utiliser en toutes circonstances, sauf si vous êtes hémophile ou sous anticoagulants.

L'eucalyptus citronné : c'est l'alternative à la gaulthérie si celle-ci vous est contre-indiquée ou en complément de cette HE comme anti-inflammatoire.

La menthe poivrée : la bombe de froid si la douleur est aggravée par le mouvement, ou bien en cas de claquage, d'œdème ou en récupération musculaire après l'effort. Vous pourrez l'utiliser aussi lors de problèmes digestifs pendant ou après l'effort, et même pour accélérer la digestion avant l'effort.

L'hélichryse italienne : elle convient pour les coups, bosse, plaie, œdème, claquage, doigts de pieds bleus à force de courir, en cas d'articulation douloureuse ou bloquée, ou de douleur persistante après une fracture.

La lavande aspic : elle contient du camphre très connu et utile pour décontracturer le muscle ; elle est idéale pour préparer et relaxer vos muscles avant et après l'effort.

Je me prépare à l'effort

Je pratique régulièrement
La régularité est la première règle à respecter. Il est préférable pour l'organisme de pratiquer une activité sportive 2 à 3 fois par semaine, d'une durée de 30 à 45 minutes, ou de marcher 30 minutes chaque jour, plutôt que pratiquer intensivement un sport une seule fois au cours du week-end, voire de manière plus espacée encore !

Je m'échauffe avant chaque séance
Il est indispensable de préparer progressivement le corps et ses muscles à l'effort. La température de ces derniers peut ainsi s'élever progressivement pour vous éviter les blessures et être plus performante.

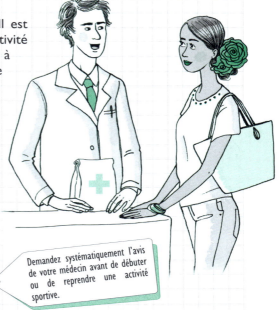

Je m'étire après chaque séance
Les exercices d'étirements pratiqués après chaque séance permettent de prévenir la survenue de blessure, d'entorse, de tendinite, de courbatures et autres douleurs.
Les étirements sont spécifiques à chaque sport.

> Demandez systématiquement l'avis de votre médecin avant de débuter ou de reprendre une activité sportive.

Je m'hydrate avant, pendant et après l'effort
Je bois de l'eau plate et minéralisée. Pendant l'effort, pensez à boire de l'eau par petites quantités toutes les 10 à 15 minutes (2 grandes gorgées de 100 à 200 ml).

L'huile qui sauve
HE de gaulthérie couchée ou odorante : 5 gouttes à mélanger dans une huile à l'arnica par exemple, en massage sur vos muscles avant l'effort.

La formule complète
Avant votre compétition sportive ou votre entraînement, complétez avec la formule suivante.
HE d'eucalyptus citronné : 3 gouttes
HE de lavande aspic : 3 gouttes
HE de gaulthérie couchée ou odorante : 3 gouttes
HV de noyaux d'abricot, à l'arnica : 10 ml

Massez les muscles particulièrement concernés par l'effort avec ce mélange. Il peut aussi être utilisé par un kinésithérapeute qui vous massera avant l'effort (le rêve, quoi !).

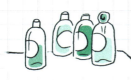

Adieu les courbatures !

C'est super le sport, mais bonjour les courbatures ! Alors, pensez à ce remède magique qu'est la Sporténine® (Boiron) en comprimés.

Malgré la douleur, repartez faire du sport d'urgence au lieu de rester affalée dans votre canapé, car l'acide lactique fabriqué en trop grande quantité lors de l'effort sportif s'élimine par les poumons, en activant la respiration… C'est-à-dire en faisant à nouveau du sport !

Ne confondez pas courbatures et crampes musculaires : ces dernières, lorsqu'elles arrivent après l'effort, sont plus symptomatiques d'un manque de minéraux (magnésium, par exemple).

L'huile qui sauve

HE de Lavande aspic : 5 gouttes dans une huile de macération à l'arnica ou dans 2 ml d'HV de calophylle inophylle ; massez-vous énergiquement avec ce mélange pour activer la circulation et drainer l'acide lactique.
Vous pouvez sinon prendre un bain chaud avec 5 gouttes d'HE de gaulthérie diluées dans un peu de lait non écrémé ou un gel douche.

La formule complète

HE d'eucalyptus citronné : 60 gouttes
HE de menthe poivrée : 30 gouttes
HE de gaulthérie couchée ou odorante : 60 gouttes
HV de calophylle inophylle ou à l'arnica : 45 ml
Massez les zones douloureuses avec quelques gouttes de ce mélange, jusqu'à 4 fois par jour, pendant 2 jours.

J'ai la peau irritée ou qui brûle

Comment éviter les frottements de l'épiderme ou des ongles dans les chaussures de sport ? Il existe des crèmes en pharmacie à base de beurre de karité naturel qui préservent des frottements. En préparation d'une épreuve sportive (au moins 20 jours au préalable et la veille du jour J), utilisez une petite noisette de ces crèmes le soir au coucher sur l'endroit soumis aux frottements qui pourraient entraîner des échauffements ou des brûlures.

Le jour de la compétition, appliquez une petite quantité de la crème avant d'enfiler vos chaussures, au moins 1 heure avant l'épreuve pour ne pas que la partie massée « glisse ».

L'huile qui sauve

HE de lavande officinale : appliquez quelques gouttes diluées dans une huile végétale ou une crème cicatrisante sur l'endroit irrité ou brûlé, à renouveler 30 minutes plus tard, puis 4 fois dans la journée le premier jour, et 3 fois par jour ensuite.

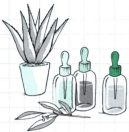

La formule complète
HE de lavande aspic : 30 gouttes
HE de géranium rosat : 60 gouttes
HV d'argan ou d'amande douce : 10 ml
Massez la zone concernée avec cette formule, 3 fois par jour, jusqu'à nette amélioration ou disparition des symptômes.

SOS foulure ou muscle claqué !

Les problèmes tendineux sont de véritables « plaies » pour toutes les sportives, quel que soit leur niveau !

Premier conseil : mettez au repos l'articulation lésée pour éviter que cela devienne chronique ; veillez à bien vous échauffer, vous étirer, à avoir une alimentation équilibrée, à bien vous hydrater et à avoir LE bon matériel : chaussures, raquette, etc., ainsi que LE bon environnement (attention, par exemple, aux sols trop durs ou trop mous lors de vos séances de running).

Second conseil : lorsque vous reprendrez vos activités, échauffez vos tendons avant chaque séance, buvez suffisamment et limitez au maximum les mouvements répétitifs.

Demandez conseil à votre pharmacien pour l'achat de l'appareillage qui vous aidera à soulager la partie fragilisée de votre corps (chevillère, bracelet pour tennis-elbow, genouillère, etc.).

L'huile qui sauve
HE d'hélichryse italienne : quelques gouttes pures le plus rapidement possible pour éviter l'œdème, le bleu et la douleur ; vous allez voir, c'est magique ! À renouveler 30 minutes après la première application, puis jusqu'à 5 fois par jour.

La formule complète
HE d'hélichryse italienne : 30 gouttes
HE de menthe poivrée : 30 gouttes
HE de gaulthérie couchée ou odorante : 60 gouttes
HV de calophylle inophylle : 10 ml
Massez l'endroit douloureux avec ce mélange, 3 fois par jour maximum, jusqu'à nette amélioration.
Bien sûr, en cas de foulure, arrêtez le sport et consultez vite un spécialiste !

Mes HE pour un mental d'acier

Avoir confiance en soi et oser se challenger n'est pas donné à tout le monde, même aux plus sportives d'entre nous ! Et acquérir un bon niveau de concentration, ça s'apprend ! Décidez-le ! Préparez votre compétition en visualisant à l'avance ces moments importants et votre victoire. Vous pouvez aussi vous aider du pouvoir des huiles essentielles…

En règle générale, celles utilisées par les grands sportifs pour booster leur mental sont les suivantes.

HE de laurier noble : elle est utilisée depuis l'Antiquité pour donner confiance en soi et avoir le courage d'affronter l'adversité ou son adversaire.

HE de menthe poivrée : l'odeur psychostimulante par excellence, qui vous révèle à vous-même.

HE de lavande officinale : stimulant mental mais aussi anxiolytique, elle est très indiquée chez les femmes sportives.

Comment procéder ?

Installez-vous confortablement et faites un Loto des odeurs en prenant au moins 5 minutes pour respirer chaque HE.
Réfléchissez aux sensations que chacune fait naître en vous, et vous trouverez votre huile essentielle « ressource » d'un point de vue olfactif.

L'huile qui sauve

HE de menthe poivrée : respirez profondément 2 gouttes, quelques minutes avant chaque compétition sportive.

La formule complète

Si le stress vous gagne, complétez avec la formule suivante.
HE de lavande officinale : 2 gouttes
HE de menthe poivrée : 1 goutte
HE de laurier noble : 2 gouttes
Déposez ces gouttes sur un mouchoir, à respirer profondément avant l'épreuve sportive. Vous aurez alors confiance en vous, vous serez plus vigilante, concentrée et zen !

Chapitre 4
Je suis belle au naturel !

Maintenant, il est temps de penser à vous ! Eh oui, les HE vont vous permettre d'être plus belle encore, et de chouchouter votre peau et vos cheveux de façon naturelle et économique.

Prendre soin de soi pour être plus belle

Tout commence par une bonne hygiène de vie : pas de secret, la peau peut nous faire payer cher nos excès ! Une belle peau et un joli teint sont aussi le reflet d'un bon équilibre intérieur.

Pour entretenir l'éclat et l'élasticité de votre peau, ayez une alimentation saine, riche en vitamine C grâce aux fruits (goyave, kiwi, fraise, citron, orange…), aux légumes (poivrons, brocoli, épinards…) et aux huiles végétales riches en vitamine E (germes de blé, par exemple). Misez sur les antioxydants, qui lutteront efficacement contre le vieillissement de la peau, avec un apport en caroténoïdes (carotte, abricot, pastèque, melon…), flavonoïdes (thé vert, soja…), et sur les oméga-3 anti-inflammatoires (présents dans les poissons gras, mais aussi dans les huiles végétales de lin, de carthame, de colza, par exemple, à utiliser dans les salades).

Dormez ! Une bonne nuit de sommeil (8 heures, c'est l'idéal) aide à recharger ses batteries et à détendre sa peau. Celle-ci se régénère mieux durant le sommeil, entre 23 heures et 1 heure du matin.

Enfin, évitez la consommation excessive de tabac ou d'alcool ainsi que les aliments trop gras (saturés et trans- présents notamment dans la crème, les fromages, certaines viandes grasses, les produits manufacturés et les huiles industrielles) qui brouillent le teint.

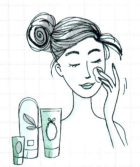

6 conseils pour garder une peau saine

- Lors de l'application d'une crème, relancez la circulation sanguine en exerçant des pressions avec la paume des mains sur tout votre visage, en partant du nez et en allant vers les tempes.
- Vous pouvez tapoter avec la pulpe de vos doigts sous et autour de vos yeux pour redonner un coup d'éclat à votre regard.
- Ne décapez pas votre peau pour ne pas enlever le film hydrolipidique qui la protège, au risque d'un rebond de production de sébum, de sécheresse et d'eczéma.

- Ne « tripotez » pas vos boutons, cela abîme définitivement l'épiderme !
- Nettoyez votre peau soigneusement tous les soirs à l'eau tiède avec des produits non agressifs ou utilisez des démaquillants doux et adaptés.
- Pratiquez une activité en plein air, si possible tous les jours, en protégeant votre peau du soleil ou du froid.

La cosméto maison : quelles précautions ?

Il vous reste à fabriquer vos propres produits cosmétiques, adaptés à votre peau et à vos cheveux… Et pourquoi pas, en faire profiter vos amies !

Mais avant cela, vous devez respecter quelques précautions d'usage et autres règles d'or, car votre salle de bains n'est pas le labo « high-tech » de Chanel ou Estée Lauder Cosmétiques… Enfin, pas encore ! Les soins que vous allez fabriquer chez vous sont très fragiles et nécessitent quelques précautions d'emploi pour éviter toute contamination par des polluants, champignons ou bactéries.

- Vous devez veiller à vous laver les mains au savon, les rincer, puis les sécher délicatement.
- Puis vous désinfecterez votre matériel et ses contenants, soit en utilisant de l'alcool à 70° (disponible en pharmacie), soit en le lavant au savon.
- Ensuite, vous rincerez et sécherez soigneusement le tout.
- Idéalement, vous conserverez vos soins au frais et vous les utiliserez dans le mois qui suit leur fabrication. Et s'ils changent d'odeur, de couleur ou d'aspect, jetez-les !

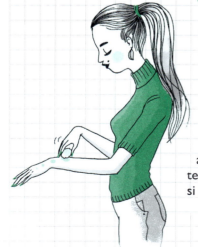

Testez toujours vos produits !

Faites un test sur la face interne du poignet (l'un des endroits du corps où la peau est la plus fine). Ce test est rapide et vous permettra de voir apparaître une causticité due à une HE qui serait trop agressive d'emblée pour votre peau sensible.

On peut être allergique à tout. Aussi, il est préférable de faire **un autre test qui s'adresse aux personnes allergiques potentielles**, c'est-à-dire à toutes celles ayant un terrain sensible ou allergique. Dans ce cas, faites un test du produit au pli du coude et attendez 48 heures pour voir si la préparation ne provoque aucune réaction indésirable…

Je fabrique mes soins moi-même !

Quelle femme n'a pas rêvé un jour de créer ses propres produits de beauté… De nombreux magasins proposent des soins au naturel, fabriqués de façon artisanale, et pourtant, à y regarder de plus près, de nombreux produits chimiques apparaissent encore dans les formules.

On nous vante les bienfaits du « bio », mais savez-vous que la plupart des labels de cosmétiques bio permettent aux fabricants d'introduire jusqu'à 5 % de produits non naturels dans leurs cosmétiques (conservateurs, colorants, etc.), pour finalement obtenir un produit contenant au minimum 10 % de produits effectivement issus de l'agriculture biologique ? C.Q.F.D. ! Pas étonnant que même les enseignes de la grande distribution puissent facilement proposer leur propres « cosmétiques bio » !

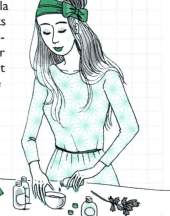

Soyez vigilante, car vous trouverez aussi des marques qui affichent une garantie « bio » en indiquant, par exemple, que la plante ou l'HE utilisée est d'origine « biologique », alors même que le produit ne contient que 0,2 % du produit bio en question… Les autres ingrédients étant tout sauf « certifiés bio » !

Les huiles essentielles les plus précieuses

Les HE utilisées par les plus grandes marques de cosmétiques ne sont pas si nombreuses ! Parmi elles, on trouve :

L'HE de géranium rosat : c'est un astringent et régénérant cutané de première ordre… Elle ravira toutes les peaux : des plus grasses (en resserrant leurs pores) aux plus sèches (en les régénérant), des plus jeunes aux plus matures…

L'hélichryse italienne : excellent régénérant cutané, c'est aussi un antirides très apprécié dans les cosmétiques bio (ou classiques). Cette huile essentielle sera utile pour prévenir les premières rides, même avant la trentaine, et elle va aussi agir sur la couperose, les cernes…

L'HE de néroli bigarade : régénérant cutanée, c'est un antirides puissant, surtout lorsque la peau est fatiguée (et le moral un peu en berne !).

L'HE de rose de Damas : merveilleuse huile antirides et harmonisante, elle apaise la peau irritée tout en calmant un esprit anxieux et agité.

L'HE d'arbre à thé : mon antiseptique cutané préféré !

Quel est mon type de peau ?

Vous avez une peau grasse si...

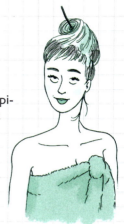

Le grain est irrégulier, les pores sont dilatés et visibles. L'aspect de l'épiderme est luisant, il est sujet aux imperfections, ce qui est difficile à vivre au quotidien. Ce type de peau est déséquilibré, elle se déshydrate et s'irrite facilement. Stress, alimentation et agressions extérieures (pollution, soleil, vent, froid, changements de température) accentuent la sécrétion de sébum et rendent la peau brillante. Vous avez besoin de l'harmoniser tout en la respectant : son équilibre est fragile, chouchoutez-la.

Vous avez une peau mixte si...

L'excès de sébum est surtout présent sur la zone « T » (front, nez, menton). Il favorise un grain de peau irrégulier et des pores visibles et dilatés, tandis que les joues présentent une peau normale avec un aspect mat et uniforme. Vos soins de beauté doivent être capables de stabiliser le niveau de sébum central tout en préservant l'hydratation de vos joues.

 Mes rituels beauté pour peaux mixtes et grasses

Une hygiène rigoureuse s'impose, mais rien ne sert de décaper votre peau : nettoyez votre visage matin et soir avec une eau micellaire adaptée ou le soin à base de HE conseillé ci-dessous. Puis appliquez des émulsions fluides plutôt que des crèmes (trop grasses pour votre peau) spécifiques pour les peaux grasses.

Le matin, appliquez un soin hydratant matifiant et/ou anti-imperfections. La seule huile végétale possible sur votre visage, notamment le matin, est la cire de jojoba (4 gouttes sur l'ensemble du visage du mélange aromatique « Halte aux spots », voir ci-après) car elle a un effet sébum-like. Le soir, appliquez le même soin réparateur et assainissant pour les peaux grasses.

Geste souvent négligé mais absolument indispensable : effectuez 2 fois par semaine un masque ou un gommage en insistant sur les zones grasses. Le soleil n'est pas votre ami. Protégez-vous absolument avec un soin solaire de type fluide ou gel, d'indice de protection moyen, adapté à votre type de peau.

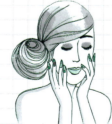

Vous avez une peau normale si...

Lisse et confortable, les niveaux d'eau et de gras de votre épiderme sont en équilibre parfait. Quelle chance ! L'aspect est mat et grain régulier. Votre peau ne présente pas de problème particulier. Protégez-la des agressions extérieures (pollution, soleil, vent) en utilisant le matin (avec un indice UV) et le soir des soins adaptés et protecteurs.

Vous avez une peau sèche si…

Le grain est fin mais votre peau vous tiraille parfois et manque d'éclat. Comme elle est légèrement déficiente en sébum, elle est moins bien protégée et risque de se déshydrater et de se fragiliser rapidement. L'inconfort ressenti parfois vous oriente vers des soins nourrissants (comme ceux proposés p. 70) pour la rééquilibrer et réveiller votre teint.

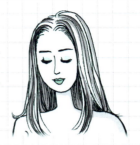

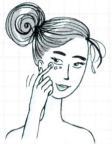

Vous avez une peau sensible si…

Réactive et intolérante, elle est sujette aux picotements, aux tiraillements et aux rougeurs. Ces sensations d'inconfort apparaissent de façon exagérée en réaction à des facteurs internes et/ou externes différents : physiques (soleil, chaud, froid), chimiques (cosmétiques, savon, eau, pollution), psychologiques (stress) ou hormonaux. Testez d'abord tout soin cosmétique avant son application afin d'éviter de mauvaises surprises, dont des irritations cutanées fort désagréables.

 Mes rituels beauté pour peaux normales, sèches et sensibles

Nettoyez votre visage matin et soir avec, de préférence, une lotion ou une eau micellaire adaptée.

Le matin, appliquez délicatement une crème hydratante et protectrice ayant un indice UV minimum de 15, qui calmera les sensations de tiraillements et d'inconfort et protégera votre peau des agressions extérieures.

Le soir, appliquez le soin aux HE concocté pour vous ci-dessous, qui restructure le visage, le cou et le décolleté. Appliquez 1 à 2 fois par semaine un masque d'hydratation intense (voir p. 70-71).

Et n'oubliez pas de boire 1,5 litre d'eau par jour !

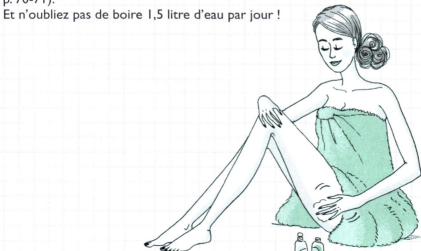

Mes rituels beauté : des pieds à la tête !

Dès le réveil

Mettez un citron bio dans l'eau d'une casserole de telle sorte que l'eau le dépasse juste. Faites tiédir la préparation, puis pressez le jus de ce citron et introduisez-le dans l'eau de cuisson. Buvez ce mélange tous les matins pendant 15 jours (et jusqu'à 4 fois par jour), aux changements de saison par exemple, pour réveiller en douceur votre corps et votre système digestif, booster vos défenses immunitaires, détoxifier votre organisme et surtout entretenir votre peau afin d'avoir un teint toujours parfait !

Commencez la journée avec un petit déjeuner qui nourrira aussi votre peau. Prenez le temps de savourer des aliments bio et sains comme du pain aux céréales complètes, du beurre (qui contient de la pro-vitamine A, contrairement aux margarines), des jus de fruits 100 % pur jus riches en vitamine C et citroflavonoïdes (des molécules qui font pénétrer la vitamine C dans l'organisme).

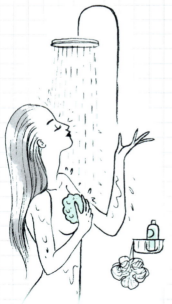

Mon rituel beauté matinal

Prenez tout d'abord une douche revigorante et bienfaisante en utilisant votre gel douche préféré fait maison. Ce dernier peut être utilisé par toutes sans exception : il prendra soin de votre peau, ravira vos narines et sera un vrai moment de plaisir quotidien sous la douche…

> ### Mon gel douche « Bonne humeur »
>
> HE de mandarine : 40 gouttes
> HE de géranium rosat : 20 gouttes
> Gel douche neutre ultra-doux : qsp 100 ml
> Mélangez tout simplement les huiles essentielles au gel douche, et secouez bien la bouteille avant emploi !

Le matin, la peau nécessite un nettoyage le plus doux possible pour la débarrasser des impuretés et du sébum sécrété pendant la nuit.

Un simple hydrolat bio de fleur d'oranger ou de rose est excellent pour la réveiller en douceur. Imbibez une lingette lavable, plus douce, moins polluante et asséchante qu'une rondelle de coton.

Une fois propre, la peau a besoin d'être bien hydratée et protégée selon son type.
Vous pouvez opter pour une crème bio hydratante simple ou antioxydante contenant un indice anti-UV 15 (minimum) pour bien la protéger.
Ou bien faites votre propre soin hydratant adapté à votre peau (voir pages suivantes).
Massez votre visage avec la pulpe des doigts, et insistez bien pour faire pénétrer au niveau du front en tendant légèrement la peau. Bien protéger sa peau c'est la garantie qu'elle vous protégera en retour !
Après les mois d'été, vous prolongerez votre hâle si sexy avec une huile spéciale, très facile à réaliser…

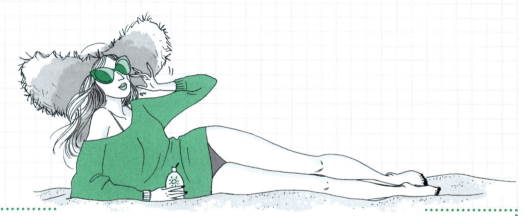

Mon huile prolongatrice de bronzage

HE de géranium rosat (Égypte) : 90 gouttes
HE de lavande aspic : 30 gouttes
HE d'ylang-ylang : 60 gouttes
HV de carotte ou d'argan : qsp 50 ml
Appliquez matin et soir 4 gouttes de ce mélange sur votre visage avant votre crème hydratante habituelle et quelques gouttes sur votre corps, notamment aux endroits les plus secs. Pour prolonger votre bronzage, le secret est en effet d'hydrater votre peau quotidiennement et de veiller à ce qu'elle ne « pèle » pas !

Hop, il est temps d'appliquer un peu de déodorant douceur pour rester fraîche toute la journée !
Bien sûr, il ne s'agit pas d'arrêter la transpiration mais de la réguler et de faire en sorte qu'aucune odeur corporelle désagréable ne survienne !

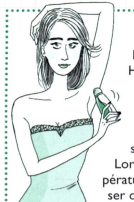

Mon déo douceur 100 % naturel

HE de rose de Damas : 2 gouttes
HE de géranium rosat : 16 gouttes
HE de menthe poivrée : 8 gouttes
Gel d'aloe vera bio ou crème neutre bio : 50 g
Mélangez dans un récipient les HE avec la crème ou le gel, puis versez le tout dans un roll-on (flacon muni d'une grosse bille – disponible sur Internet, facile à utiliser et à remplir avec une cuillère, par exemple). Lorsque vous avez fini le flacon, veillez à le laver soigneusement à température élevée (eau bouillante) afin de le désinfecter ! Vous pouvez utiliser ce soin aussi souvent que nécessaire.

Finissez votre rituel matinal par une touche de maquillage et un « pschitt » de parfum…
Vous pouvez aussi en profiter pour adoucir vos lèvres en leur appliquant un baume réparateur *home made*, qui fera de vous la reine des cosmétiques naturels… Vous pourrez l'offrir à vos amies après l'avoir adopté vous-même !
Fin prête pour commencer vos activités ? Vous êtes jolie comme un cœur ! Soyez aussi rayonnante ce jour que votre jolie peau bien chouchoutée !

Mon baume à lèvres

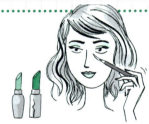

HE de géranium rosat : 3 gouttes
HE de mandarine : 6 gouttes
Beurre de karité bio : 12 g
Cire d'abeille jaune bio : 5 g
HV d'amande douce : 5 g
Versez le karité, la cire d'abeille et l'huile d'amande douce dans le caquelon d'un appareil pour fondue au chocolat, ou bien mettez votre préparation à chauffer au bain-marie. Une fois les ingrédients fondus, mélangez-les avec une baguette, un pilon ou une petite cuillère, puis ajoutez les huiles essentielles. Déposez la préparation dans un petit pot que vous emporterez partout avec vous !

Mon rituel beauté du soir

Alors, cette journée ? Elle fut dense et stimulante, n'est-ce pas ? Il est grand temps de prendre soin de vous et de préparer votre peau à une bonne nuit régénératrice !

Je nettoie ma peau tout en douceur

Avant tout, vous devez utiliser un produit doux pour débarrasser votre peau du maquillage et des toxines accumulées durant la journée. L'eau micellaire n'a pas une texture crémeuse ou huileuse, comme c'est souvent le cas avec d'autres produits tel le lait nettoyant. Au contraire, elle est rafraîchissante, très agréable d'utilisation et très efficace pour retirer le maquillage « gras » comme le mascara ou le rouge à lèvres, par exemple. En quelques secondes, tout votre visage rayonne !

Je fabrique mon eau micellaire

HE de rose de Damas ou de néroli bigarade : 1 goutte
Huile de ricin sulfatée : 3 ml
HV de rose musquée : 5 ml
Eau distillée de rose ou de fleur d'oranger : 90 ml
Mélangez tous les ingrédients dans un récipient (idéalement en verre teinté pour préserver au maximum les propriétés de votre cosmétique, qui se conservera 2 mois).
Agitez bien le récipient avant utilisation. Appliquez quelques gouttes d'eau micellaire sur une lingette lavable démaquillante et tapotez tout doucement votre visage.
Vous pouvez utiliser cette eau micellaire dès le matin, à la place de l'hydrolat aromatique pour nettoyer l'excès de sueur nocturne, ou encore juste avant le coucher pour éliminer les toxines de la journée.

Comment nettoyer ma peau acnéique ?

De l'acné, moi ? Pas question ! Voici une solution à la fois douce et ultra-efficace à utiliser quotidiennement sans risquer d'abîmer votre épiderme, pour une peau lisse et sans défaut ! Chaque soir, mélangez à une noisette de votre gel nettoyant anti-bactérien pour le visage 1 goutte d'HE d'arbre à thé + 1 goutte d'HE de citron, faites bien mousser, rincez à grande eau, puis séchez votre peau en la tamponnant délicatement. Ce gommage désincruste les pores et rend la peau nette et saine !

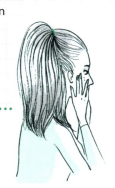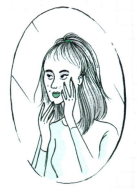

Halte aux spots !

HE de lavande aspic : 30 gouttes
HE d'arbre à thé : 30 gouttes
HE de laurier noble : 30 gouttes
HE de géranium rosat : 30 gouttes
HV de jojoba : qsp 50 ml
Après le gommage, appliquez le mélange suivant matin ET soir sur votre peau mixte à imperfections, à raison de 4 gouttes à répartir sur la zone T du visage (front, nez, menton), 5 jours sur 7 en continu.

La clé d'une belle peau ? Une bonne hydratation !

Hydrater ma peau normale

Une belle peau s'entretient tous les jours, quelle que soit sa nature. Voici une formule qui conviendra aux peaux normales, à appliquer sur une peau nette bien nettoyée et séchée.

> ### Mon huile hydratante « Peau de princesse » (peau normale)
> HE de mandarine : 60 gouttes
> HE de néroli : 3 gouttes
> HE de rose de Damas : 3 gouttes
> HV de rose musquée : qsp 50 ml
> Appliquez chaque soir 4 gouttes du mélange sur votre visage, en insistant également sur le cou. Respirez aussi l'odeur divine de cette huile précieuse qui n'a pas à pâlir devant les fragrances des cosmétiques de luxe !

Hydrater ma peau sèche

L'HE de géranium rosat est astringente et prendra soin de votre peau, tout comme celle d'ylang-ylang également reconnue pour agir sur les brûlures cutanées. L'huile végétale de rose musquée, déjà utilisée par la célèbre reine égyptienne Cléopâtre, nourrira intensément les peaux sèches.

> ### Mon huile éclat spécial peau sèche
> HE de géranium rosat (Égypte) : 60 gouttes
> HE de rose de Damas : 5 gouttes
> HE d'ylang-ylang : 60 gouttes
> HV de rose musquée : qsp 50 ml
> Appliquez chaque soir 4 gouttes du mélange sur le visage et le cou.

Hydrater ma peau sensible

Dans ce cas, il est important de ne pas agresser votre peau, déjà très réactive, qui a peut-être également tendance à rougir. Pour y remédier facilement, voici une formule très simple et toute douce ! **Vous testerez avant tout les huiles essentielles qui la composent.** Déposez 2 gouttes de chaque HE au pli du coude et attendez une réaction éventuelle dans les 20 minutes suivant l'application.

Les huiles essentielles qui composent cette préparation sont présentes dans de très nombreux soins cosmétiques.
L'HE de géranium rosat est un régénérant cutané qui améliore la nutrition cellulaire et l'élasticité de la peau ; elle permet donc à cette dernière d'être hydratée en douceur sans être agressée.

L'HE d'hélichryse italienne est aussi connue en cosmétique sous le nom d'« immortelle » comme régénérant de l'épiderme mais aussi pour ses vertus antirides. Cette HE aura aussi un effet bénéfique sur les rougeurs que vous pourriez parfois avoir sur les joues ou à d'autres endroits du visage.

> **Ma crème pour peau sensible**
> HE de géranium rosat (Égypte) : 15 gouttes
> HE d'hélichryse italienne (Corse) : 15 gouttes
> Crème dermatologique bio sans conservateurs, formulée sans parfum pour peau sensible : qsp 50 ml
> Appliquez tous les matins et tous les soirs.
> Vous ne reconnaîtrez pas votre peau, tellement elle sera souple et douce, et votre teint uniforme !

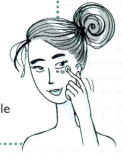

Hydrater ma peau grasse

Il paraît que la peau grasse est l'apanage de l'adolescence… Pourtant, même après cette période un peu difficile à vivre, la peau peut rester plus ou moins grasse et nécessiter alors une attention toute particulière avec des soins « de camouflage ».
Attention à ne surtout pas enlever le « gras » en décapant le film hydrolipidique qui protège l'épiderme, au risque d'observer un rebond de sébum, bref, d'avoir une peau encore plus luisante !
La formule douce suivante régulera vos problèmes de peau durablement.

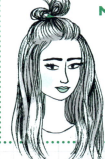

> **Mon huile magique « spécial peau grasse »**
> HE de géranium rosat (Égypte) : 60 gouttes
> HE de niaouli : 60 gouttes
> HE de citron : 60 gouttes
> HV de jojoba ou macadamia : qsp 50 ml
> Appliquez chaque soir 4 gouttes du mélange sur votre visage, notamment sur la fameuse zone T (front, menton et nez), sans délaisser les joues si besoin !

Je prends aussi soin de mes mains

Finissez votre rituel en nourrissant profondément la peau délicate de vos mains. Concoctez-vous cette huile très pénétrante et hydratante qui conviendra à toutes les mains, même les plus fragiles et irritées, notamment en hiver.

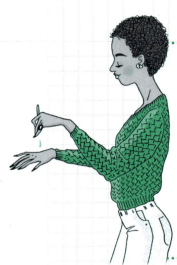

Mon huile sèche « Douceur des mains »

L'effet astringent et régénérant de l'HE de géranium rosat sera fort apprécié. La lavande aspic gommera toutes les callosités et cicatrisera les moindres coupures, crevasses, etc. Enfin, l'hélichryse italienne, en plus d'aider également à la cicatrisation, agira sur les problèmes circulatoires, comme le syndrome de Raynaud (mains froides et apparition de rougeurs dès qu'il fait froid).

HE de géranium rosat (Égypte) : 60 gouttes
HE de lavande aspic : 60 gouttes
HE d'hélichryse italienne (Corse) : 30 gouttes
HV de jojoba : qsp 50 ml
Appliquez sur les mains plusieurs fois par jour.

Mes rituels beauté des cheveux

On y pense peu, mais les huiles essentielles peuvent aussi s'appliquer sur les cheveux, pour garder un cuir chevelu en pleine santé ou pour résoudre les problèmes de chute de cheveux ! Elles permettent d'obtenir rapidement une crinière de rêve de façon naturelle. Depuis la nuit des temps, les femmes ajoutent des HE dans leurs soins capillaires pour faire pousser, briller et régénérer leur chevelure !

Mes huiles essentielles pour une chevelure de rêve

L'HE de géranium rosat : astringente au niveau du cuir chevelu, elle régulera les cuirs chevelus gras, pour redonner à la chevelure une brillance et un soyeux incomparables !

L'HE d'ylang-ylang : en régulant la production de sébum qui protège le cheveu, cette HE protège le cheveu. C'est aussi un purifiant et un booster remarquable de la pousse des cheveux !

L'HE de gingembre : tonique capillaire extraordinaire, cette huile s'utilise en général en synergie avec l'ylang-ylang pour stimuler la pousse des cheveux.

L'HE de lavande officinale : elle assainira le cuir chevelu en douceur.

L'HE d'arbre à thé : cette HE va désinfecter le cuir chevelu dans le cas de pellicules sèches ou grasses, de psoriasis. Son pouvoir antibactérien a un spectre d'action très large et très efficace dès le premier shampooing.

L'HE de citron : elle assainit le cuir chevelu, desquame les pellicules rebelles et fait remarquablement briller les cheveux si on l'utilise après un shampooing ou associée à un vinaigre de rinçage.

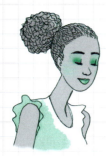

Un nettoyage doux et adapté à la nature de mes cheveux

Procédez à un nettoyage en douceur de vos cheveux 2 à 3 fois par semaine, en utilisant un shampooing 100 % naturel.

Nous dépensons parfois des fortunes dans des shampooings de marque, alors qu'ils contiennent quantité de silicones ou dérivés et autres produits très nocifs pour la santé. Customisez vos propres shampooings à partir de produits de base extra-doux et d'huiles essentielles ciblées. Vous ferez ainsi des économies conséquentes, tout en ayant des cheveux magnifiques et protégés !

7 conseils pour laver vos cheveux en douceur

1. Espacez au maximum les shampoings. Beaucoup de femmes se lavent les cheveux tous les jours, ce qui n'est pourtant pas recommandé car les shampoings contiennent des agents lavants tensioactifs qui, outre leur caractère irritant ou allergisant, peuvent affaiblir les défenses naturelles des cheveux. Certains coiffeurs recommandent même de ne pas se laver les cheveux plus de 2 fois par semaine, car le sébum sécrété par le cuir chevelu lui est finalement bénéfique. C'est d'ailleurs la grande tendance du *No poo* (composé d'eau et de bicarbonate de sodium ou de vinaigre de cidre) et du *Low poo* (un après-shampooing naturel sans silicones) aux États-Unis.

2. Brossez-vous les cheveux avant de les laver. Cela permet d'enlever la poussière et les résidus de produits coiffants que vous avez pu utiliser.

3. Pour faire mousser le shampooing, utilisez la pulpe des doigts afin de ne pas agresser le cuir chevelu : cela active la microcirculation et permet aux bulbes capillaires d'être mieux irrigués. Massez plus particulièrement chaque côté du crâne, le sommet de la tête et la nuque.

4. Rincez vos cheveux à l'eau froide afin de resserrer les écailles… Courage, pensez aux cheveux magnifiques que vous aurez une fois secs !

5. Ne sautez pas l'étape de l'après-shampooing ! En effet, il facilite le démêlage des cheveux et limite la casse. Juste après le lavage, les écailles des cheveux sont encore ouvertes car humides, ce qui contribue à la formation de nœuds. L'après-shampoing permet leur fermeture en lissant les fibres capillaires. L'astuce aromatique : dans la dose d'après-shampooing, ajoutez 3 gouttes d'HE de citron, qui aidera à resserrer un peu plus encore les écailles des cheveux.

6. Essorez bien vos cheveux à la main, puis séchez-les dans une serviette en coton ou en microfibres avec des gestes doux de va-et-vient.

7. Évitez au maximum le séchage à chaud ; optez pour un séchage à l'air ambiant, sinon investissez dans un sèche-cheveux à température variable, et au fur et à mesure du séchage baissez le thermostat !

Mon shampooing pour tout type de cheveux

Avec ce soin, votre chevelure n'aura rien à envier aux cheveux des mannequins dont regorgent les magazines féminins, mais sans recourir à Photoshop ! Effet garanti, même si pour l'instant vous n'y croyez pas encore, votre chevelure ressemblant plus à une botte de paille impossible à discipliner… Vous allez constater que les HE régénèrent en profondeur le bulbe et la tige des cheveux. Cette dernière, composée de cellules mortes et graisseuses (la moelle), de kératine, de protéines et de mélanine (le cortex et la cuticule), est entourée de deux gaines (épithéliales interne et externe). La gaine épithéliale externe possède une composition voisine de l'épiderme. Il sera donc facile aux huiles essentielles de la booster grâce à leurs molécules bienfaisantes, utilisées également pour repulper l'épiderme !

Des cheveux doux et soyeux

HE d'ylang-ylang : 30 gouttes
HE de géranium rosat : 30 gouttes
Shampooing extra-doux pour adultes : 100 ml
Agitez énergiquement le mélange pour bien mélanger les huiles essentielles. Inutile de le remuer à nouveau par la suite. Laissez-le agir quelques minutes après application (1 à 2 applications par lavage) avant de rincer. Vous pouvez l'utiliser jusqu'à 3 fois par semaine, il reste doux mais efficace.

Mon shampooing pour cheveux secs et/ou frisés

Puissantes et très nourrissantes, les huiles essentielles conviennent à tous les types de cheveux, particulièrement ceux très frisés et afro-caribéens, plus secs et plus cassants que les autres, qui ont en effet besoin d'être hydratés en profondeur. Agissant à la racine, les HE vont stimuler la croissance du cheveu en nourrissant les follicules pileux. Vous serez bluffée par leur effet très rapide !

Mon shampooing super-pousse et extra-volume

HE d'ylang-ylang : 20 gouttes
HE de citron : 20 gouttes
HE de gingembre : 20 gouttes
Shampooing extra-doux pour adultes : 100 ml
Chevelure de rêve garantie avec ce shampooing à la fragrance très chaude ! Agitez énergiquement le mélange pour bien mélanger les HE, inutile de le remuer à nouveau par la suite. Vous pouvez l'utiliser jusqu'à 3 fois par semaine. Il reste doux mais efficace. Laissez-le agir quelques minutes après application (1 à 2 applications par lavage) avant de rincer.

Mon shampooing pour cheveux gras

Lorsqu'on a les cheveux gras, on essaie toutes les solutions possibles pour en venir à bout ! Les HE sont une option économique, naturelle et ultra-efficace. Les plus grandes marques de shampooings vendues notamment en pharmacie les utilisent avec succès depuis longtemps. Eh oui, les huiles essentielles font des miracles dans la lutte contre les cheveux gras… Essayez, vous serez vite conquise !

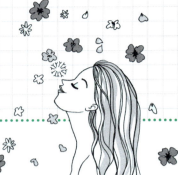

Stop aux cheveux gras !

HE de citron : 30 gouttes
HE de géranium rosat : 30 gouttes
Shampooing : 100 ml
Argile verte : 2 cuillerées à café
Mélangez dans un saladier l'argile verte avec un peu de shampooing, puis rajoutez peu à peu du shampooing, de telle sorte que le mélange devienne homogène.
Remettez le mélange dans le flacon à l'aide d'un entonnoir, puis ajoutez les HE et agitez énergiquement. Inutile de l'agiter à nouveau par la suite. Vous pouvez l'utiliser jusqu'à 3 fois par semaine, il reste doux mais efficace. Laissez-le agir quelques minutes après application (1 à 2 applications par lavage) avant de rincer votre chevelure.

Mon shampooing antipelliculaire

Même si les pellicules sont bénignes, elles donnent un aspect négligé très gênant pour qui en souffre. Il s'agit d'une mycose qui se développe chez certains (alors que nous portons tous le champignon responsable) en fonction de leurs conditions de vie, de leur sécrétion de sébum et de prédispositions génétiques à avoir une réaction inflammatoire en présence de ce champignon. Là aussi l'efficacité des HE n'est plus à prouver. Elles vous permettront d'éradiquer dès la première application ces cellules mortes qui apparaissent sous forme de squames blanchâtres très inesthétiques.

Bye-bye les pellicules !

HE d'arbre à thé : 60 gouttes - HE de citron : 30 gouttes - Shampooing extra-doux pour adultes : 100 ml - Agitez énergiquement le mélange pour bien mélanger les huiles essentielles. Inutile de remuer le flacon à nouveau par la suite. Vous pouvez l'utiliser jusqu'à 3 fois par semaine, il reste doux mais efficace.

Vous pouvez compléter ce traitement en utilisant en parallèle **un spray antipelliculaire** à pulvériser chaque matin sur votre chevelure.
HE d'arbre à thé : 20 gouttes - Eau distillée de géranium rosat ou de rose : 95 ml
Glycérine : 5 ml - Laissez le produit agir quelques minutes après application (1 à 2 « pschitts » par lavage) avant de rincer.

Mon bain de jouvence capillaire

Si vous voulez réaliser vous-même votre shampooing, vous veillerez à préparer le soin suivant à un moment où vous êtes seule à la maison, car ce shampooing miracle ressemble plus à une mayonnaise qu'à un shampooing habituel ! Alors, si vous avez le courage d'appliquer cette mixture jaune, aux œufs et au rhum sur votre tête, vous serez surprise par les cheveux de star que vous aurez après l'avoir rincé ! Autre avantage : il ne mousse pas…

Mon shampooing « DIY » (*do it yourself*)

HE d'ylang-ylang : 3 gouttes
HE de géranium rosat : 3 gouttes
HE de citron : 3 gouttes
2 jaunes d'œufs (choisissez-les bio)
Rhum blanc : 1 cuillerée à soupe
Miel : 1 cuillerée à café
Laissez reposer le mélange sur vos cheveux pendant quelques minutes, puis prenez votre courage à deux mains et rincez à l'eau bien froide (sympa le soin, mais il en vaut la peine !).
Vous pouvez réaliser ce bain de jouvence capillaire 1 fois par semaine, par exemple.

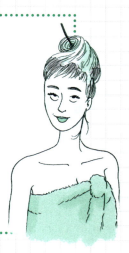

Aïe, je perds mes cheveux !

Nous perdons naturellement une cinquantaine de cheveux par jour. Ce phénomène s'accélère lors de certaines saisons (en automne) ou à certaines périodes de la vie (puberté, période de stress, 3 mois après un accouchement ou après l'allaitement). Les cheveux sont fragiles et les causes de chute multiples : un régime alimentaire trop restrictif, du stress, un choc psychologique, une anesthésie, une fièvre prolongée, la prise de nombreux médicaments, des anémies (fer, troubles de la thyroïde, etc.).

Pas de panique, les pertes graves sont rares ! Mais si c'est le cas (lorsque de grosses poignées de cheveux vous restent dans la main, par exemple), vous devez consulter : le phénomène n'est alors plus normal et doit être surveillé. Il existe aussi des facteurs génétiques.

Si vous commencez à perdre vos cheveux, vous pouvez tout de même agir vite ! Tout d'abord, bannissez de votre salle de bains tous les peignes et autres brosses avec des dents ou des poils en plastique ! Utilisez plutôt une brosse en poils de sanglier ou un peigne en bois ou en écaille. Ces matières naturelles produisent moins d'électricité statique que le plastique, les cheveux sont alors moins cassants et rêches. Ensuite, concoctez-vous cette formule express aux huiles essentielles que **vous appliquerez 1 ou 2 fois par semaine** !

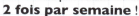

Ma lotion antichute de cheveux

HE d'ylang-ylang : 60 gouttes
HE de gingembre : 60 gouttes
HV de ricin : 10 ml
HV de macadamia : 10 ml

Appliquez-vous ce mélange sur les cheveux en massant bien le cuir chevelu. Laissez reposer 15 minutes (entourez votre chevelure de papier d'aluminium pour conserver la chaleur, dilater les écailles des cheveux et ainsi bien faire pénétrer l'huile aromatique du soin), puis procédez à votre shampooing habituel.
Ce soin peut être appliqué jusqu'à 2 fois par semaine.
Vous pouvez enrichir votre shampooing avec les mêmes HE
HE d'ylang-ylang : 40 gouttes
HE de gingembre : 20 gouttes
Shampooing extra-doux pour adultes : 100 ml
Ce shampooing peut être utilisé tous les jours, si nécessaire, sans aucun problème.

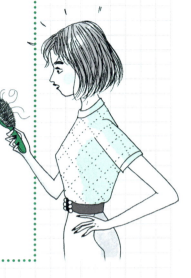

Je soigne mes cheveux colorés ou décolorés

La coloration chimique est très agressive pour les cheveux, car son principe consiste à relâcher la fibre capillaire et à modifier la structure naturelle du cheveu pour incorporer la couleur synthétique. Fragilisés au cœur même de leur structure, les cheveux colorés ou, pis encore, décolorés vont avoir besoin de la douceur régénérante des HE !

Ma lotion protectrice cheveux (dé)colorés

HE d'ylang-ylang : 20 gouttes
HE de géranium rosat : 20 gouttes
HE de laurier noble : 20 gouttes
Shampooing extra-doux pour adultes : 100 m
Agitez énergiquement le mélange pour bien mélanger les HE. Inutile de l'agiter à nouveau par la suite. Vous pouvez l'utiliser jusqu'à 3 fois par semaine, il reste doux et efficace. Laissez-le agir quelques minutes après application (1 à 2 applications par lavage) avant de vous rincer les cheveux.

Chapitre 5
Je mincis avec les HE !

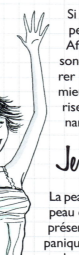

Si pour perdre du poids, certaines femmes sont prêtes à tout, perdre quelques kilos ne devrait pourtant pas s'improviser… Afin de vous sentir mieux ou vous plaire, les huiles essentielles sont très efficaces pour mincir. Elles vous aident en effet à modérer votre appétit mais aussi à donner du goût à vos plats et à mieux les digérer. Elles ont surtout comme points forts de favoriser la destruction des graisses (action lipolytique), d'être drainantes et détoxifiantes. Le rêve ! Alors, prête à essayer ?

Je soigne ma cellulite adipeuse ou aqueuse

La peau des cuisses peut être molle et relâchée… c'est la « fameuse » peau d'orange (dont on se passerait bien !), un signe indéniable de la présence d'une zone de cellulite. Il est alors temps d'agir ! Pas de panique, voici la solution : une formule unique, à utiliser lors d'une cure d'attaque de 15 jours. Pour une utilisation plus longue, vous veillerez à faire des pauses d'une semaine entre les cures.

La formule complète
HE de menthe poivrée : 60 gouttes
HE d'eucalyptus citronné : 30 gouttes
HE de lavande aspic : 30 gouttes
HE de citron zeste : 60 gouttes
HV de noyaux d'abricot : qsp 50 ml

Effectuez un massage des zones concernées de façon circulaire ou en « palper-rouler » (en pinçant et en faisant rouler la peau sous les doigts), et toujours de bas en haut pour drainer vers le cœur (celui-ci est la « pompe » de la circulation sanguine : en drainant les tissus dans sa direction, on évite par exemple les œdèmes dus à une stagnation).

Faites ce massage chaque soir pendant 10 minutes pour un vrai effet drainant, facilitant l'amincissement des zones disgracieuses.

Attention, l'HE de citron est photosensibilisante : pas d'exposition solaire des zones traitées dans les 3 heures suivant l'application.

Un petit drainage lymphatique ?

Le drainage lymphatique est un massage doux qui stimule la circulation de la lymphe. Il permet aussi de détoxiquer l'organisme tout en renforçant le système immunitaire. Cette circulation, parallèle à la circulation sanguine, permet l'évacuation des déchets : elle draine les liquides excédentaires, les toxines et les débris cellulaires. Des ganglions situés le long les vaisseaux lymphatiques (notamment, plis de l'aine, aisselles et de chaque côté du cou) permettent de filtrer la lymphe et d'éliminer les toxines et les débris qu'elle transporte.
Vous comprenez donc qu'il est important de bien stimuler ce système qui fonctionne à l'inverse de la circulation sanguine et qui n'a pas de « pompe centrale » pour drainer la lymphe et les liquides qui pourraient être en excès dans l'organisme et causer des œdèmes. Je vous propose cette formule très efficace utilisable par toutes.

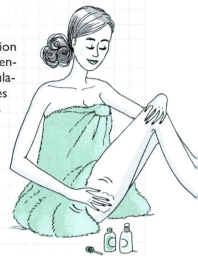

La formule complète

HE d'hélichryse italienne : 90 gouttes
HE de bois de Cèdre de l'Atlas : 90 gouttes (attention, cette HE n'est pas dans la liste proposée au début de l'ouvrage)
HE de citron : 90 gouttes
HE de menthe poivrée : 30 gouttes
HV de calophylle inophylle : qsp 50 ml

Cette formule est très décongestionnante et circulatoire. Massez des chevilles jusqu'en haut des cuisses, voire du corps, en exerçant de douces pressions afin de bien stimuler la circulation de la lymphe et en insistant sur les nœuds lymphatiques cités plus haut. Faites ce massage chaque soir ou lorsque vous sentez des lourdeurs dans les jambes et les bras notamment.

Je fais une détox

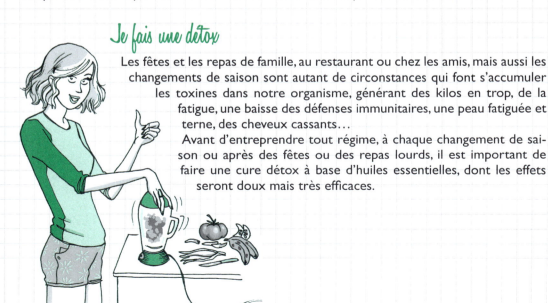

Les fêtes et les repas de famille, au restaurant ou chez les amis, mais aussi les changements de saison sont autant de circonstances qui font s'accumuler les toxines dans notre organisme, générant des kilos en trop, de la fatigue, une baisse des défenses immunitaires, une peau fatiguée et terne, des cheveux cassants…

Avant d'entreprendre tout régime, à chaque changement de saison ou après des fêtes ou des repas lourds, il est important de faire une cure détox à base d'huiles essentielles, dont les effets seront doux mais très efficaces.

Test : Je définis le genre de détox qu'il me faut !

Ce test simple et rapide vous permettra de définir quelle cure détox sera la vôtre. À vos crayons !

Lors du dernier apéro chez Sabrina, j'ai un peu trop abusé...
▲ Des cacahuètes et autres amuse-gueules salés.
● Du champagne et de tous les alcools en général.
◆ Je fais attention à ma ligne, un petit verre, quelques tomates, 3 radis et c'est tout !

Comment aimez-vous les légumes ?
▲ En beignets !
● Euh, je les aime de loin, à la rigueur dans l'assiette de mon voisin.
◆ À la vapeur ou à l'eau, et sans sauce...

Comment définir votre activité physique ?
▲ Inexistante !
● 15 minutes de marche pour aller travailler, 3 étages sans ascenseur jusqu'à chez moi... Et quelques balades courtes en vélo.
◆ Plusieurs heures par semaine de footing ou de gym au club de sport qui est à 20 minutes à pied de mon appartement.

Entre les repas...
▲ C'est le moment où j'adore grignoter tout ce que j'aime.
● Je m'accorde un petit en-cas le matin et en milieu d'après-midi.
◆ On ne mange pas entre les repas, tout le monde le sait !

Comment exprimez-vous votre colère ?
▲ Je hurle et je fulmine, ça me fait du bien... Et après, tout va beaucoup mieux !
● Je prends sur moi, et je rumine et rumine encore... Je suis du genre rancunière.
◆ Je pense que les violences verbales et physiques ne sont pas des solutions.

 Faites les comptes !

▲	●	◆

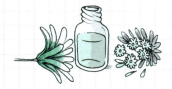

Si vous avez une majorité de ▲ :

Vous êtes une gourmande qui aime les bons repas et qui n'aime pas trop se priver !

Vous aimez les bonnes choses et la vie, êtes spontanée et joviale, vous savez vous exprimer quand quelque chose ne va pas !
Une petite tendance au surpoids, qui vous va bien néanmoins, vous caractérise !
Vous voulez quand même tenter une petite cure détox ?
Grâce aux huiles essentielles, vous allez réguler votre gourmandise et vos excès, alors pourquoi vous en priver ? C'est facile, un peu de courage !

Votre potion magique
HE de citron : 60 gouttes
HE de romarin à verbénone : 30 gouttes (attention, cette HE ne fait pas partie de la trousse des 15 huiles idéales présentées dans le chapitre 2)
HE de menthe poivrée : 60 gouttes
Avalez 2 gouttes du mélange matin et soir pendant 3 semaines à chaque période charnière ou lorsque vous avez encore craqué !

Par ailleurs, faites un peu d'exercice physique. Seulement 20 minutes chaque jour d'exercices de type cardio-vasculaires (fitness, cross-training) et endurance (running) vous feront fondre !
Apprenez à manger moins, sans faire de « régime », en limitant simplement toutes les graisses, les plats frits, en sauce, les excès d'alcool… et le sucre raffiné ! Enfin, essayez de consommer plus de fruits et de légumes (mais pas en beignets ou enrobés de chocolat !).

Si vous avez une majorité de ● :

D'un tempérament plutôt calme, vous gardez vos émotions et votre colère, du coup votre foie est souvent patraque !

Vous pensez beaucoup et essayez de respecter les règles diététiques de base. C'est surtout votre mental qui est très présent, et votre foie qui accumule toute votre colère non exprimée… Ce sont eux que nous allons détoxifier en douceur grâce à un mélange tout aussi doux et apaisant pour le mental.

Votre potion magique
HE de mandarine : 60 gouttes
HE d'ylang-ylang : 30 gouttes
HE de menthe poivrée : 30 gouttes
HE de citron zeste : 60 gouttes
HV de noyaux d'abricot : 15 ml

Massez vos poignets avec 4 gouttes de ce mélange dès que vous en ressentez le besoin et avez des troubles digestifs, ou dès que votre foie commence à vous jouer des tours ! Vous pouvez utiliser cette formule jusqu'à 4 fois par jour.

Parallèlement, veillez à consommer beaucoup de légumes (plutôt cuits que crus) et à boire des tisanes chaudes. Les graines germées vous seront aussi très bénéfiques.

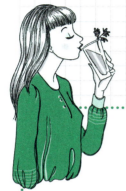

Si vous avez une majorité de ♦ :

Vous êtes une championne toutes catégories, rien ne vous arrête… Mais à trop en faire, la fatigue vous guette et une cure détox sera la bienvenue !

Vous êtes plutôt extravertie, vous débordez de projets, vous aimez l'action et avez une énergie débordante, mais vous prenez tout à cœur et les émotions parfois vous débordent. La fatigue aussi parce que vous ne savez pas penser à vous et prendre le temps de vous chouchouter !

Votre potion magique

HE de citron : 90 gouttes
HE de niaouli : 30 gouttes
HE de laurier noble : 60 gouttes
HV d'argan : qsp 15 ml

Massez vos poignets avec 4 gouttes de ce mélange dès que vous en ressentez le besoin, par exemple en cas de troubles digestifs ou dès que votre foie commence à vous jouer des tours ! Vous pouvez utiliser cette formule jusqu'à 4 fois par jour.

Consommez des aliments plutôt crus, et tous les légumes soufrés (brocoli, choux, navets, cresson, ail, oignon, échalote…), car ils sont très bénéfiques pour votre foie. Pensez aussi à vous reminéraliser avec du magnésium, des bananes, des avocats et des céréales complètes…

Mes meilleurs coupe-faim

Quand certaines ont la chance d'être vite rassasiées, d'autres ne le sont jamais et ont toujours faim ! Alors, comment réduire un appétit dévorant ?

La première astuce consiste à respirer certaines huiles essentielles aux vertus magiques et coupe-faim (voir ci-dessous), mais aussi, au début de chaque repas, à manger des légumes, cuits ou crus. Les fibres qu'ils contiennent permettent de bien remplir l'estomac et réduisent naturellement l'appétit.

Stop aux envies de salé

HE de menthe poivrée : 30 gouttes
HE de laurier noble : 90 gouttes
HE de citron : 30 gouttes

Appliquez 2 gouttes sur vos poignets et respirez-les profondément dès que vous avez envie de vous précipiter sur le dernier pot de rillettes du Mans ou tout autre plat salé !

Stop au sucre !

Vous avez des envies irrépressibles de manger sans faim, notamment du sucre ? L'impact sur votre santé et votre ligne peut être désastreux. Les huiles essentielles ne peuvent pas soigner les troubles psychologiques

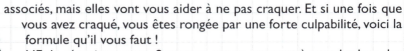

associés, mais elles vont vous aider à ne pas craquer. Et si une fois que vous avez craqué, vous êtes rongée par une forte culpabilité, voici la formule qu'il vous faut !

HE de géranium rosat : 2 gouttes sur un support, à prendre lors des envies de sucre (en fin d'après-midi, par exemple, ou le soir). Cette HE régule aussi remarquablement une glycémie un peu élevée à raison d'une prise orale 1 fois par jour, 5 jours sur 7 (en prise régulière).

Stop à toutes les mauvaises envies (alimentaires, tabac)

Ce mélange vous aidera à refréner vos envies irrépressibles de grignotage.
HE de cannelle de Ceylan écorce : 60 gouttes
HE de girofle : 60 gouttes
HE de néroli bigarade : 15 gouttes
HE de mandarine verte : 60 gouttes

Imbibez un mouchoir avec 3 gouttes du mélange et respirez-le dès qu'une envie de manger ou de fumer vous assaille. Vous pouvez y recourir jusqu'à 5 fois par jour.

Mon coaching minceur sur 1 semaine

Afin de prendre de bonnes habitudes minceur, je vous propose pendant cette semaine type des repas hypocaloriques, aromatiques et chronobiologiques, c'est-à-dire que vous allez manger ce qu'il vous faut au moment où votre organisme est le plus à même de le métaboliser ! Pas d'inquiétude, ces menus sont loin d'être tristes, grâce aux saveurs exquises des HE qui, de plus, vont vous aider à mincir facilement ! Durant cette semaine, vous préparerez vos déjeuners à l'avance et les emporterez, ni vu ni connu, au boulot !

Mon petit déjeuner : je peux manger comme un ogre !

- Thé vert de super-qualité, additionné de 1 goutte d'HE de menthe verte déposée sur le sachet (laissez infuser plus de 5 minutes pour que les tanins du thé solubilisent la goutte d'HE). Si vous ne pouvez pas boire votre thé non sucré, ajoutez-y ½ cuillerée à café de sirop d'agave.
- 30 g de pain complet (ou 2 biscottes, ou 4 cuillerées à soupe de céréales complètes non sucrées), 20 g de beurre doux.
- 2 portions de fromage de chèvre ou de brebis au lait cru, ou 1 fine tranche de 40 g de jambon maigre.
- 1 yaourt nature, idéalement de chèvre ou de brebis, additionné de 1 goutte d'HE de citron, ou 100 g de fromage blanc maigre ou une tasse (200 ml) de lait écrémé sans lactose ou de jus de soya (« ou autre lait végétal ») non sucré.
- 1 kiwi ou 1 clémentine ou ½ pamplemousse rose ou ½ verre de jus d'orange 100 % pur jus.

Mon repas de midi : je mange comme une princesse !

Ce repas se compose d'aliments à indice glycémique bas comme les féculents (riz complet, pâtes complètes, pommes de terre cuites à l'eau, quinoa, boulgour, blé complet, etc.) et des protéines de bonne qualité : poissons, œufs, viandes blanches, légumes riches en protéines (lentilles, pois cassés, pois chiches, falafels…).

Naturellement, toutes les crudités, surtout fraîches, seront bienvenues ! Elles seront accompagnées d'une vinaigrette allégée.

Côté boisson, je vous conseille des jus variés de légumes bio (idéalement lactofermentés).

Rendez-vous pages suivantes pour des déjeuners types sur 1 semaine !

Mon goûter : je savoure la liberté !

Au moins 4 heures après le repas de midi, faites-vous plaisir avec des aliments minceur hypocaloriques.

- 30 g de chocolat noir à 70 % de cacao minimum (nature, ou contenant des zestes d'orange, de citron, de menthe, au quinoa…) OU 60 g d'oléagineux non salés, non sucrés (noix de cajou, noix, noisettes, amandes, noix de macadamia, cacahuètes…).
- 1 jus de fruit frais (attention, pas un nectar qui contient du sucre !) 100 % pur jus (idéalement frais), additionné de 1 goutte d'HE de citron ou d'HE de mandarine suivant le jus OU 2 pommes OU encore 1 autre fruit de 100 g.

Mon dîner : je mange peu !

En effet, tout ce que vous mangez le soir est stocké pendant la nuit ! Il convient alors de choisir des aliments ayant une valeur nutritionnelle importante ! Normalement, si vous avez consommé un en-cas en milieu d'après-midi, vous aurez peu faim le soir…

Privilégiez les aliments gorgés d'oméga 3 (poissons, certaines huiles végétales, mâche, pourpier en saison) et peu caloriques (salade verte, choux, épinards et autres légumes ne contenant que peu ou pas de féculents).

Rendez-vous pages suivantes pour des dîners types sur 1 semaine !

Mes vinaigrettes minceur et autres huiles aromatisées

Tout d'abord, je vous conseille d'utiliser des huiles riches en oméga-3 et 9, ces oméga étant les stars de nos assiettes : ils sont bons pour le cœur, pour l'équilibre émotionnel et pour la prévention de certaines surcharges. Ainsi, l'huile d'olive (riche en oméga-9 et pouvant se cuire) doit être largement favorisée, tout comme les huiles de colza, de lin, de cameline, de nigelle… L'inconvénient de ces huiles végétales : elles ne se cuisent pas.

En revanche, vous éviterez l'huile de tournesol, car elle est essentiellement constituée d'oméga-6, des acides gras que nous retrouvons déjà en trop grande quantité dans notre alimentation.

Ma vinaigrette diététique classique
Pour 5 repas
Remplacez la part de vinaigre de vin ou de cidre (par exemple, 1 cuillerée à soupe) par du vinaigre balsamique (sans sucres ajoutés) ou le jus de 1 citron et choisissez 3 parts (3 cuillerées à soupe) d'une huile végétale parmi celles citées page précédente.

Ma vinaigrette diététique au yaourt
Pour 4 repas
1 cuillerée à soupe de vinaigre balsamique (sans sucres ajoutés)
1 yaourt bulgare ou au soja
1 goutte d'HE de moutarde
Sel et poivre
Vous avez la possibilité de parfumer votre vinaigrette avec 1 goutte d'HE de citron, de mandarine ou de laurier noble, mais aussi avec des herbes hachées, telles que du persil ou une échalote…

Mon huile végétale aromatisée pour salades, poissons ou viandes
Pour 10 repas
5 gouttes d'HE de laurier noble
OU 1 goutte d'HE de menthe poivrée
OU 7 gouttes d'HE de citron, d'orange douce ou de pamplemousse
50 ml d'huile d'olive, de colza, de noix ou de noisette, de lin, de cameline, de nigelle ou autre huile végétale pour assaisonnement, riche en oméga-3.

Mon huile composée pour salades et poissons
Pour 10 repas
2 gouttes d'HE de citron
2 gouttes d'HE d'orange douce
2 gouttes d'HE de pamplemousse
1 goutte HE de laurier noble
50 ml d'HV d'huile d'olive, de colza, de noix ou de noisette, de lin, de cameline, de nigelle ou autre huile végétale pour assaisonnement, riche en oméga-3.

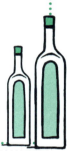

Mes menus minceur sur 1 semaine

Vous êtes hypermotivée ? Voici un petit coaching peu contraignant, avec des menus à suivre sur une semaine (déjeuners et dîners), bons et faciles à préparer, pour toutes les femmes actives !

LUNDI

Midi
- Carottes râpées citronnées + 1 goutte d'HE de citron
- 5 aiguillettes de canard coupées en morceaux, cuites dans un fond de sauce soja ou de vinaigre de framboise (consommez-les chaudes ou bien mélangez-les froides avec les pâtes)
- 120 g de pâtes complètes cuites la veille au soir et mises au réfrigérateur (l'indice glycémique est alors encore plus bas) additionnées de 1 cuillerée à café d'huile d'olive extra-vierge (pour changer) + 1 goutte d'HE de mandarine

Soir
- Salade verte et vinaigrette allégée ci-dessus
- Potage aux légumes variés
- Cabillaud rôti déglacé avec le jus de 1 orange (versez dessus un filet d'huile d'olive aromatisée version « poisson », voir ci-dessus)
- 1 rondelle de pain complet

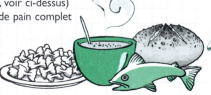

MARDI

Midi

- 1 belle tartine de pain complet ou 2 toasts complets bio avec 50 g de pâté végétal bio au choix
- 1 filet de truite poché chaud ou froid et 200 g de taboulé chaud ou froid dans lequel vous pourrez ajouter 1 goutte d'HE de menthe poivrée, idéale pour la digestion

Soir

- 1 grand bol de soupe de cresson
- 200 g de fromage blanc maigre ou de yaourt végétal + quelques gouttes d'extrait naturel de vanille
- 2 cuillerées à soupe de germes de blé
- ½ pamplemousse

MERCREDI

Midi

- Salade niçoise composée avec du riz complet + 1 tomate coupée ou des mini-tomates (à volonté) + la moitié d'une petite boîte de maïs bio sans sucre ajouté + 1 filet de poulet poêlé chaud ou froid, coupé en dés + des cœurs de palmier, d'artichaut… additionnée de vinaigrette (au choix) et de 1 goutte d'HE de mandarine
- 1 belle pomme rouge ou un laitage allégé (yaourt, petit fromage) ou 1 yaourt végétal nature

Soir

- 1 potage aux poireaux
- 2 endives cuites enrobées de 2 tranches de blanc de dinde, gratinées avec du soja soyeux

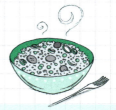

JEUDI

Midi

- Salade composée avec du quinoa, du thon au naturel, quelques olives vertes ou noires, le reste de la petite boîte de maïs ouverte la veille, des cœurs de palmier, des artichauts, etc., le tout additionné de 1 goutte d'HE de citron
- 1 banane peu mûre

Soir

- Salade de mâche et quelques noix poudrées de levure de bière
- Fenouil braisé
- Poulet cuit en cocotte

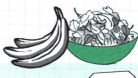

VENDREDI

Midi

- Salade de pommes de terre chaudes ou froides en rondelles cuites à l'eau, filets de hareng ou 1 boîte de sardines à l'huile d'olive ou à la tomate ou aux herbes de Provence + des feuilles de salade verte
- 1 poire

Soir

- 1 potage au potiron
- Épinards en sauce (au soja soyeux) et 1 œuf mollet

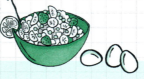

SAMEDI

Midi

- Steak haché à 5 % de MG poêlé
- Haricots verts et maïs à cuire poêlés, additionnés de 1 goutte d'HE de laurier noble
- Salade de fruits ou 1 laitage allégé ou 1 dessert nature végétal

Soir

- Jambon de volaille
- Chou-fleur en salade

DIMANCHE

Midi

- Vous pouvez savourer un brunch en ajoutant par exemple à votre petit déjeuner habituel : 1 ou 2 œufs à la coque ou sur le plat + des tartines de pain complet avec du guacamole + du houmous + de la salade verte additionnée de noix diverses (noix, de macadamia, de cajou, mélanges de graines)
- Ou après votre petit déjeuner habituel, prenez 1 omelette avec 2 œufs aux fines herbes

Soir

- Aspic de crevettes ou raie aux câpres additionnés d'un filet de citron
- Laitue persillée

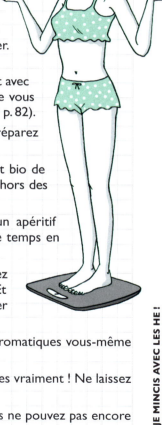

10 conseils pour mincir sans trop d'efforts

Réussir à perdre du poids malgré les tentations, voilà qui est difficile ! Malgré une motivation sans faille, il nous arrive parfois de craquer. Découvrez vite les 10 conseils spécial minceur pour ne pas fléchir.

1. Faites vos courses avec une liste précise en poche, le ventre plein et avec un flacon d'HE de géranium rosat ou de girofle dans la poche, que vous respirerez à tout moment, ou pensez à un mélange coupe-faim (voir p. 82).

2. Affichez les menus minceur dans la cuisine à portée des yeux, et préparez vos menus de midi le soir.

3. Buvez une eau de source la moins minéralisée possible, du thé vert bio de grande qualité, des tisanes minceur et diurétiques, pendant et en dehors des repas.

4. Avertissez vos proches afin d'éviter le piège d'un repas ou d'un apéritif « mortel » pour votre ligne ! N'oubliez pas qu'un goûter peut, de temps en temps, être remplacé par un léger apéritif.

5. Bougez-vous, ne restez pas inactive. Faites de la gymnastique, marchez ou circulez à vélo plutôt qu'emprunter les transports en commun. Et suivez le programme de coaching sportif et aromatique de ce cahier (voir p. 56 et suivantes) !

6. Prenez soin de vous en préparant, par exemple, vos sels de bain aromatiques vous-même pour un bain de rêve… C'est le moment de vous chouchouter !

7. Vous êtes belle, même si vous vous voyez plus ronde que vous n'êtes vraiment ! Ne laissez personne dégrader l'image que vous avez de vous !

8. Achetez-vous les vêtements qui vous font tant envie, même si vous ne pouvez pas encore être à l'aise dedans ! Placez-les bien en évidence car vous les porterez bientôt.

9. Pas d'obsession de la balance. On se pèse 1 ou 2 fois par semaine, pas plus !

10. Vos objectifs doivent être réalistes : perdre 500 g à 1 kg maximum par semaine est raisonnable. Au-delà, vous avez toutes les chances de reprendre quelques kilos, et vite !

87

Chapitre 6
Mes secrets aromatiques pour la maison

Maintenant que vous êtes une adepte des huiles essentielles, continuez à vous chouchouter à la maison avec des atmosphères saines et bienfaisantes !

J'assainis l'atmosphère

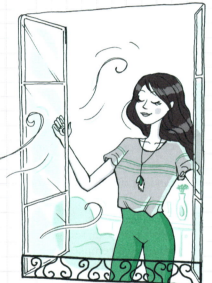

Nous vivons le plus souvent dans des lieux où l'air est confiné et où les micro-organismes (bactéries, virus, acariens, moisissures) s'accumulent, que ce soit à la maison ou au bureau. Les infections respiratoires sont alors plus fréquentes. Les acariens et les moisissures peuvent également être à l'origine d'allergies respiratoires ou de pathologies chroniques. Et dans une maison un peu humide, ces dernières ont vite fait de se développer sournoisement… Selon certains experts tels l'Agence française de sécurité sanitaire de l'environnement et du travail ou l'Observatoire de la qualité de l'air intérieur, l'air que nous respirons chez nous est bien plus pollué qu'à l'extérieur. Cette pollution est principalement due au formaldéhyde et à des composés organiques volatils (COV) émanant des colles, des peintures, des bois agglomérés, du vernis, de la moquette et du papier peint, des substances ignifuges et des insecticides, mais aussi des tissus neufs et des polluants contenus dans les produits ménagers et les désodorisants, ainsi que de la cigarette.

3 règles de base pour assainir l'air

Règle n° 1 : AÉREZ ! Mieux vaut laisser les fenêtres grandes ouvertes pendant 10 minutes que les entrouvrir à peine pendant 1 heure. Renouvelez l'opération régulièrement dans la journée (au moins 2 fois).

Règle n° 2 : Ne surchauffez pas votre appartement (essayez de maintenir une température idéale autour de 19 °C). Préférez l'achat de matériaux et de nettoyants écologiques...

Règle n° 3 : Utilisez des plantes dépolluantes ! Elles absorbent par leurs feuilles les composés nocifs et les transforment en produits organiques utiles à leur croissance. De plus, elles « transpirent » de la vapeur d'eau et de l'oxygène qui renouvellent l'air. La puissance d'une plante est exceptionnelle, certaines permettent d'absorber jusqu'à 90 % d'un polluant en 24 heures. On estime qu'il faut en général une plante dépolluante pour 9 à 10 m², et qu'il vaut mieux répartir les pots dans une pièce si elle est plus grande.

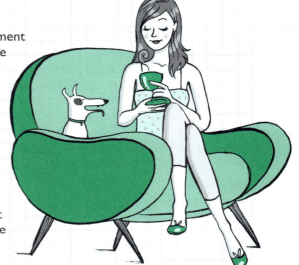

Chaque plante est adaptée à une ou plusieurs familles spécifiques de polluants : les philodendrons, azalées ou chlorophytums sont anti-tabac ; les chrysanthèmes et philodendrons luttent contre les composés nocifs contenus dans la peinture fraîche ; les azalées et palmiers absorbent l'ammoniac présent dans les nettoyants ménagers des salles de bains et des cuisines... Certaines sont « multifonctions » comme les spathiphyllum, aréca, schefflera ou encore les fougères de Boston qui absorbent les formaldéhydes, les COV (benzène, toluène, xylène) ou encore l'ammoniac...

Les huiles essentielles ont aussi des vertus dépolluantes !

Les huiles essentielles antiseptiques et antifongiques vont vous permettre d'assainir très rapidement l'air ambiant, par diffusion chaque jour chez vous.

Désinfectantes et désodorisantes, elles purifient l'atmosphère et permettent de nettoyer réfrigérateur, plans de travail, salle de bains, tapis et moquettes... Elles combattent même les moisissures et certains insectes.

Les HE d'agrumes sont désodorisantes

Les HE de géranium rosat, de verveine exotique, d'eucalyptus citronné et de lavande vraie sont très désinfectantes. Elles diminuent aussi les odeurs de transpiration et de « renfermé » dans une pièce.

> **Attention aux sprays assainissants !**
> Les sprays vendus en pharmacie, notamment ceux contenant de très nombreuses HE sont à utiliser avec parcimonie et à bon escient ! En effet, les mélanges complexes d'HE peuvent multiplier les risques d'allergie de toute sorte sans être pour autant plus efficaces. Le mélange d'HE assainissantes (antiseptiques et antibactériennes) peut être extrêmement irritant pour les voies respiratoires, notamment chez les asthmatiques, les personnes présentant une insuffisance respiratoire et autres terrains fragiles (nourrissons, enfants, personnes âgées, animaux de compagnie, notamment de petite taille). Soyez prudente donc quant à leur utilisation systématique et banalisée. Préférez une utilisation le matin, afin d'assainir les pièces avant votre départ au travail (en dehors de la présence de personnes à risque ou d'enfants).

L'HE de menthe poivrée neutralise l'odeur du tabac

À utiliser en association avec d'autres huiles essentielles (comme la pamplemousse, le citron ou encrore la verveine exotique, nommée aussi « litsée citronnée »), en respectant 5 % de menthe maximum dans la composition, car celle-ci peut devenir irritante pour les yeux.

Mon spray anti-acariens

Vous pouvez fabriquer vous-même un excellent désinfectant de l'atmosphère qui pourra être utilisé tous les jours.

Ma recette

HE d'eucalyptus citronné : 30 gouttes
HE de géranium rosat : 30 gouttes
HE de lavande vraie : 60 gouttes
HE de citron : 75 gouttes
Base neutre pour le bain : 30 ml
Eau distillée : qsp 100 ml

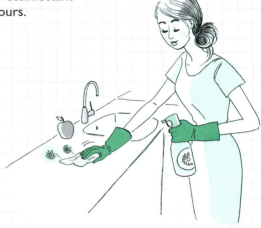

Versez le tout dans un pulvérisateur. Pulvérisez dans une pièce, sur les literies, les canapés (évitez ceux en cuir) ou tout endroit ou objet devant être désinfecté (en dehors de la présence de petits animaux ou de personnes fragiles des bronches).

Ma brume d'ambiance « bonne humeur »

Ma recette

HE de lavande vraie : 60 gouttes
HE de citron : 90 gouttes

Ces HE créent une atmosphère sereine et gaie, tout en vous débarrassant des mauvaises odeurs. Vaporisez un peu de désodorisant (obtenu en les ajoutant à 30 ml d'alcool à 90° et 65 ml d'eau distillée) dans l'air ou déposez 10 gouttes de ces HE mélangées, sans addition d'eau distillée et d'alcool, dans un diffuseur et allumez-le.

Le spray contenant de l'eau se conservera 2 mois.

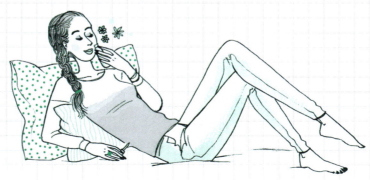

Conclusion

Les 8 meilleures raisons de me soigner avec les HE

1. Je sais que les HE sont 100 % pures et naturelles et ne contiennent aucun produit de synthèse.
2. Je prends soin de ma santé dans le respect de mon corps et de la nature. Je suis ainsi en accord avec moi-même et mes valeurs de bien-être, de partage, d'écologie, de simplicité.
3. Je me soigne vite et bien avec l'aromathérapie, car il s'agit d'une médecine complémentaire très puissante qui donne des résultats spectaculaires, voire immédiats dans certains cas.
4. Nos ressources naturelles sont variées et peuvent soigner des myriades de pathologies.
5. Une seule et même huile essentielle peut avoir de nombreuses indications, ce qui me permet de soigner de nombreux maux avec un seul flacon.
6. Les HE sont faciles d'emploi et répondent à tous mes besoins puisque je peux les utiliser de façon très différente (en diffusion, massage, bain, par voie orale…).
7. Une fois que j'ai constitué ma trousse des HE indispensables, je peux les garder longtemps si elles sont à l'abri de la lumière et de la chaleur. C'est pratique et économique !
8. Les HE sont commercialisées dans des flacons de petite contenance (5 ou 10 ml en général), ce qui permet de les emmener partout, en toutes circonstances.

Parvenue au terme de ce cahier, vous voici devenue incollable ou presque sur les huiles essentielles et leur usage ! Vous avez appris quantité de choses pour vous soigner, prendre soin de vous, vous faire belle et désirable, pour recevoir vos amis dans une maison où l'on se sent bien, grâce à ces petites merveilles olfactives ! Bien sûr, ce n'est qu'une infime partie de tout ce que l'aromathérapie peut offrir, mais je vous ai donné les conseils les plus indispensables, tout en respectant la difficile promesse de vous proposer des soins contenant uniquement les HE de la trousse à pharmacie de départ (sauf 3 exceptions) ! Vous allez maintenant pouvoir épater vos proches, vos amis et vous faire plaisir…

Retrouvez bien d'autres conseils aromatiques sur le Web

- Sur la chaîne YouTube créée par l'auteure, pharmacienne et aromathérapeute, qui propose de nombreuses vidéos très pratiques sur l'utilisation des huiles essentielles.
- Sur le site Internet « www.aubonheurd'essences.com » où vous retrouverez tout type d'infos simples ou plus scientifiques pour satisfaire vos besoins en matière de santé, de beauté et bien-être.

Les huiles essentielles (HE) les plus courantes

CT : abréviation de chémotype, var : abréviation de « variété ».

Nom français de l'huile essentielle (HE)	Nom latin de l'huile essentielle (HE)
Arbre à thé (tea tree)	Melaleuca alternifolia
Camomille noble ou romaine	Chamaemelum nobile ou Anthemis nobile
Citron jaune	Citrus limon
Cyprès toujours vert (de Provence)	Cupressus sempervirens
Eucalyptus citronné	Eucalyptus citriodora
Eucalyptus radié	Eucalyptus radiata
Gaulthérie couchée (Wintergreen)	Gaulthéria procumbens
Gaulthérie odorante	Gaulthéria fragantissima
Géranium rosat	Pelargonium graveolens ou P. asperum
Gingembre	Zingiber officinale
Girofle	Eugenia caryophyllata
Hélichryse italienne (immortelle italienne)	Helichrysum italicum
Laurier noble	Laurus nobilis
Lavande vraie, officinale	Lavandula vera, angustifolia
Lavande aspic	Lavandula spica
Mandarine	Citrus reticulata
Marjolaine à coquilles	Origanum majorana
Menthe poivrée	Mentha x piperita
Néroli bigarade	Citrus aurantium var. amara (fleurs)
Niaouli	Melaleuca quinquenervia, viridifolia
Ravintsara	Cinnamomum camphora cineoliferum (origine Madagascar)
Rose de Damas	Rosa damascena
Tea tree (arbre à thé)	Melaleuca alternifolia
Ylang-ylang	Cananga odorata

Les huiles végétales (HV) les plus courantes

Nom français de l'huile végétale (HV)	Nom latin de l'huile végétale (HV)
Amande douce	*Prunus amygdalus* var. *dulcis*
Argan	*Argania spinosa*
Bourrache	*Borrago officinalis*
Calophylle inophylle	*Calophyllum inophyllum*
Colza	*Brassica napus* ssp. *oleifera*
Germes de blé	*Trititum vulgare*
Macadamia	*Macadamia integrifolia*
Millepertuis	*Hypericum perfoliatum*
Noisette	*Corylus avellana*
Noyaux d'abricot	*Prunus armeniaca*
Ricin (*Castor oil*)	*Ricinus communis*
Rose musquée	*Rosa rubiginosa*

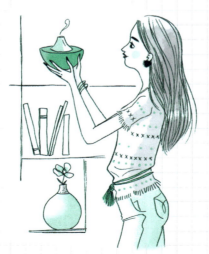

Remerciements

Ce cahier est dédié à toutes les personnes qui contribuent à enseigner et à promouvoir l'aromathérapie à tous dans le respect des indications, des contre-indications, mais aussi dans le respect de l'humain, de la nature et de son écologie.

Au professeur Annelise Lobstein, une très grande dame qui contribue tellement à la découverte des huiles essentielles.

À Patrick C., à Catherine M., et à tous les soignants qui contribuent par l'aromathérapie, entre autres, au bien-être de tous !

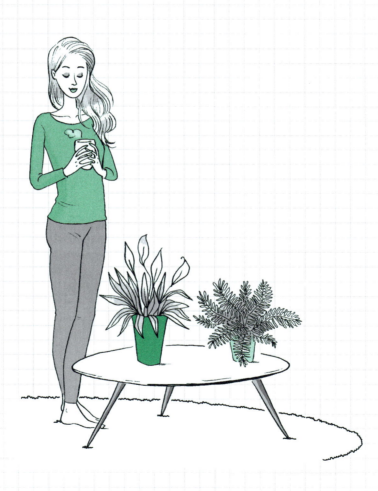

Découvrez tous nos cahiers pratiques et notre catalogue sur :
www.solar.fr

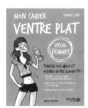 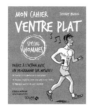 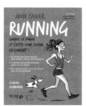 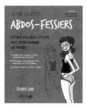 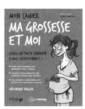 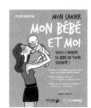
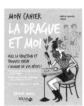 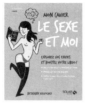   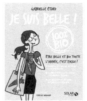
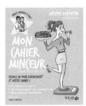 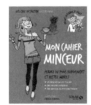 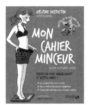 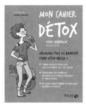 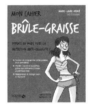
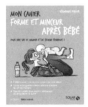 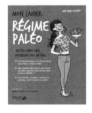 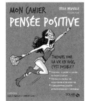 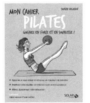 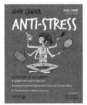 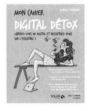
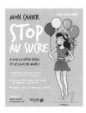 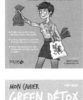 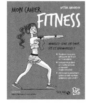 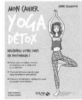 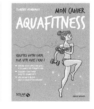
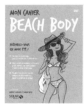 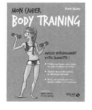 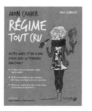 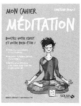 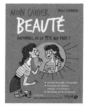

Direction : Jean-Louis-Hocq
Direction éditoriale : Suyapa Hammje
Directrice de collection : Juliette Collonge
Édition : Gwladys Greusard
Conception et mise en couleur de la couverture : Stéphanie Brepson
Mise en pages : Nord Compo
Fabrication : Céline Premel-Cabic

© Éditions Solar, 2016, Paris

Tous droits de traduction, d'adaptation et de reproduction par tous procédés, réservés pour tous pays.

ISBN : 978-2-263-07239-0
Code éditeur : S07239/02
Dépôt légal : août 2016
Imprimé en France par Laballery - 610108

Solar | un département **place des éditeurs**

place des éditeurs